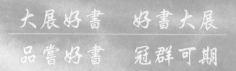

大展好書　好書大展
品嘗好書　冠群可期

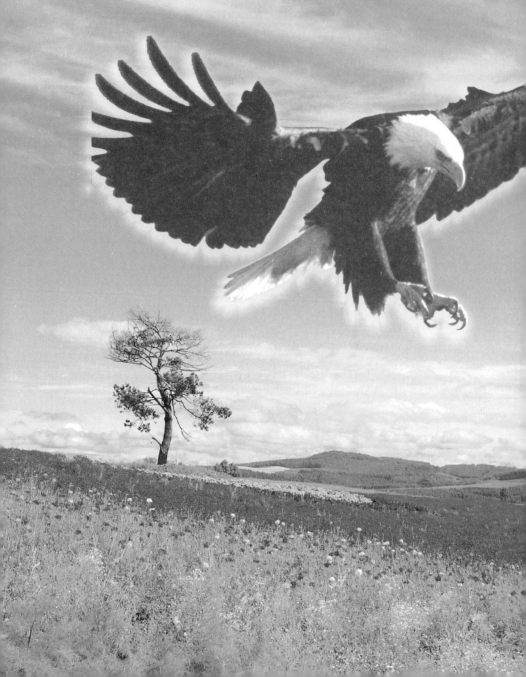

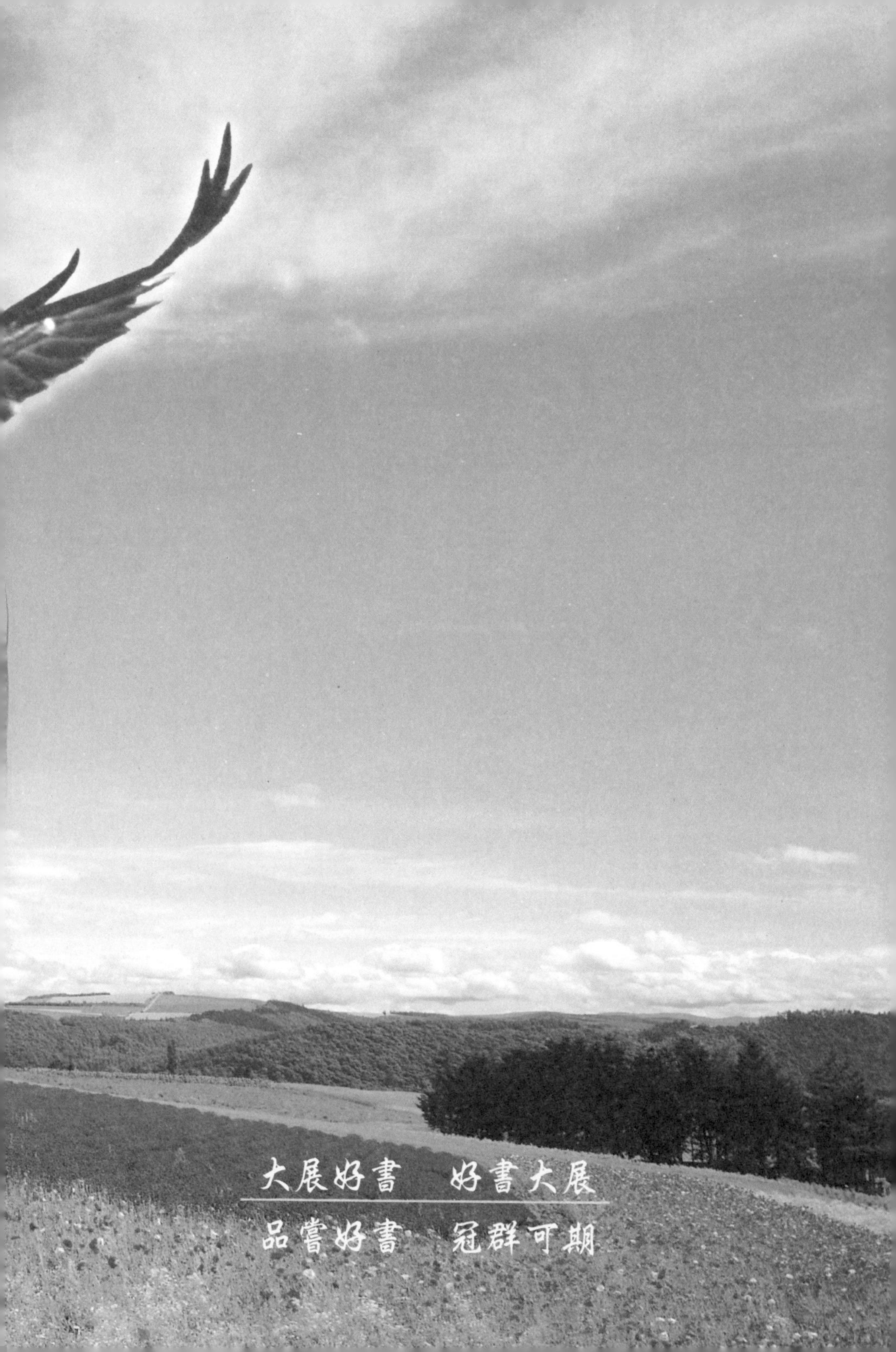
大展好書　好書大展
品嘗好書　冠群可期

導引養生功 8

養生太極棒

附教學光碟

張廣德◎著

大展出版社有限公司

國家圖書館出版品預行編目資料

養生太極棒／張廣德 著
－初版－台北市：大展，2006【民95】
　　面；21公分－（導引養生功；8）
　　ISBN 957-468-446-6 （平裝：附光碟片）
　　1. 氣功

411.12　　　　　　　　　　　　　　95001860

北京體育大學出版社・北京體育大學音像出版社
授權中文繁體字版

養生太極棒

ISBN 957-468-446-6

著　　者／張廣德
發 行 人／蔡森明
出 版 者／大展出版社有限公司
社　　址／台北市北投區（石牌）致遠一路2段12巷1號
電　　話／(02)28236031・28236033・28233123
傳　　真／(02)28272069
郵政劃撥／01669551
網　　址／www.dah-jaan.com.tw
E-MAIL／service@dah-jaan.com.tw
登 記 證／局版台業字第 2171 號
承 印 者／弼聖彩色印刷有限公司
裝　　訂／建鑫印刷裝訂有限公司
排 版 者／ERIC視覺藝術
初版1刷／2006年（民95年）03月　　　　定價350元

養生太極棒

出版說明

導引養生功是透過意識的運用、呼吸的控制和形體的調整，使身心健康優化的自我經絡鍛鍊方法。它是以人體各系統發病的病因、病理為依據，以中國醫學的整體觀念、陰陽五行、臟腑經絡、氣血理論和現代醫學有關理論為指導，把導引和養生、肢體鍛鍊和精神修養融為一體的經絡導引術，是人們通往身心健康、延年益壽的一門綜合性新學科。

導引養生功的關鍵技術是辯證施治，其創新點是對症練功，概括起來，具有五個大特點，即「五性」和「五結合」：① 功醫結合，對症施功，功到病除，具有針對性；② 中西的結合，醫理科學，辯證論治，具有哲理性；③ 練養結合，尤重養生，修身養性，具有全面性；④ 動靜結合，三調一體，形神共養，具有整體性；⑤ 神藝結合，動作優美，語言形象，音樂高雅，具有藝術性。被譽為武術運動的一個新發展，武術的金項鏈。

30 年來的推廣實踐和臨床應用均證明，人們無病時可用於預防，有病時可用於治療，病後又可用於康復。其術之簡易，其用之宏大，得到專家、學者的充分肯定和中國政府的正式承認，於 1992 年榮獲國家體育科學技術進步獎。

目前，《導引養生功》已經被翻譯為英、日、韓、意、德、法等六國文字出版，受到了國內外廣大朋友們的熱烈歡迎。

由於購買者頗多，為了滿足廣大導引養生功愛好者的需求，我社決定對張廣德先生所創《導引養生功》功法分卷修訂，與完整的教學光碟配套，重新出版。該書圖文並茂，彩色製版，圖像清晰，易學易練，很便於大家學習。

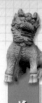

養生太極棒

作者簡介

張廣德，男，字飛宇，號鶴齡燕人，1932 年 3 月生，河北省唐山人，教授，中華武林百傑，中國武術八段。

第一代武術研究生，曾任北京體育大學導引養生學研究室主任，中國高等教育學會導引養生學專業委員會會長，現任北京體育大學導引養生中心名譽主任。

1959 ～1963 年，先後畢業於北京體育學院（現北京體育大學）本科和研究生部。畢業後留校任教及從事科研工作。

40 多年來，在武術教學中，張教授以「摸規律、抓特點」為治學之本，培養了一批著名的武術人才；在研創養生太極體系中，以易學的哲理及中國醫學中的經絡學說、陰陽五行學說和氣血理論為指導，取得強身健體、防治一些慢性疾病的顯著效果；在創編導引養生功體系中，以系統性、科學性、實效性、藝術性和廣泛適用性等「五性」為宗旨，以易、醫、功、藝、美、樂「六位一體」為核心，筆觸嚴謹，銳意創新，得到了專家承認。在傳授養生太極和導引養生功時，以真心、熱心、耐心「三心」為原則，受到了群眾的熱烈歡迎。目前，該功已推廣到五大洲，據不完全統計，以導引養生功為媒介，有 60 多個國家和地區與我校有著密切交往。

張教授所創編的導引養生功，1992 年榮獲國家體育科學技術進步獎；1993 年張教授榮獲國務院頒發的「為高等教育事業做出突出貢獻」榮譽證書，並享有專家特殊津貼待遇；1996 年導引養生功首批被列為國家全民健身計劃推廣項目；1999 年國家體育總局又授予他體育科技榮譽獎；2002 年史康成校長代表北京體育大學再次授予他「在導引養生功的創編和推廣工作中作出了重要貢獻」的獎牌和證書等。

養生太極棒

　　張教授在教研之餘有著書共 19 卷：《自律調節養生術》、《導引養生功‧功法卷（上）》、《導引養生功‧功法卷（下）》、《導引養生功‧功理卷》、《導引養生功‧養生卷》、《導引養生功‧答疑卷》、《養生太極掌（1）》、《養生太極掌（2）》、《養生太極掌（3）》、《養生太極劍（短袍）》、《導引養生‧形體詩韻》、《十四經脈圖解》、《導引養生功圖解》、《兒童意念健身功》、《擒拿百則》、《武術入門》、《導引養生功標準教程‧基礎篇》、《導引養生功標準教程‧強心篇》、《導引養生功—學校教材》等約 400 多萬字，發表導引養生功和武術、太極拳論文 20 餘篇。其中，多篇論著分別榮獲北京體育大學學術研討會、全國武術學會論文報告會、中國體育科學大會及亞洲體育科學討論會一等獎、二等獎和優秀獎。

　　張教授曾多次遠赴日本、法國、德國、澳大利亞、新加坡、荷蘭、比利時、奧地利、英國、葡萄牙、西班牙、義大利、美國等 10 多個國家講學，為弘揚中國養生文化，促進國際間友好往來和中西方文化交流做出了很大的貢獻。

　　張教授現在雖已退休，但他退而未休，除了繼續在國內外普及、傳播中國養生文化外，還精心撰寫著「養生太極體系」中的《養生太極劍（長袍）》、《養生太極操》、《養生太極扇》、《養生太極刀》和導引養生功標準教程「益肺篇」、「補脾篇」、「固腎篇」等養生專著。

　　「欲明人者先自明」，是張教授教書生涯中崇尚的名言；「不爭春榮，笑迎秋霜」是他的人生追求。

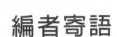

養生太極棒

編者寄語

健康長壽是每個人的美好願望。千百年來，不少醫家、養生學家都在尋求延年益壽的方法，積累了豐富的經驗和理念，為中華民族的繁衍和發展壯大作出了重大貢獻。

隨著社會的進步，經濟、文化的發展，人們的生存條件日益改善，物質文明和生活水準有了顯著提升，使人類的壽命明顯延長，全世界（包括我國在內）面臨著人口老齡化的挑戰。目前，健康已成為現代人的第一需要。

什麼是健康呢？在過去很長的時間裏，人們一直認為「不生病就是健康」。然而，錯了！實際上健康並非無病，無病也不等於健康。世界衛生組織（WHO）給健康下了這樣的定義：「健康不僅是不生病，而且是身體上、生理上和社會適應上的完好狀態。」這就告訴我們，健康不單純是指生理健康，還包括心理健康和對複雜社會的良好適應能力。

還有一組數據值得注意，經專家研究、統計發現，目前健康人群只佔 15%，疾病人群佔 15％，有 70% 左右人群屬於第三狀態，即亞健康狀態（包括所有人群）。由於中老年人隨著年齡的增長，身體中的各種「零件」已逐漸老化了，抵抗力降低了，在 70% 的亞健康人群中，其比例佔了多數。這就給我們每個人、特別是中老年人，提出了新課題，即是在新的環境下如何保持健康、獲得長壽？

我們知道，所謂的亞健康狀態是健康與疾病兩者之間的過渡狀態，也可稱為「轉機期」。這個「轉機期」具有雙重性，一種是向穩定、積極、良好的方向轉化，稱為「生機」，使身體由弱變強、使病患者得以康復。一種是向異常、消極、不好的方面發展，稱為「殺機」，變身體機能越來越弱、疾病日趨嚴重，甚至危及生命。

養生太極棒

　　導引養生功體系的編創，考慮了「第三狀態」對人體健康發展、轉歸的雙重性，體現世界衛生組織關於健康新概念的精神；系統地貫徹了身心共同健康的原則，響應和遵循著 2000 年 8 月中共中央、國務院作出的《關於加強老齡工作的決定》精神，試圖為廣大群眾提供一個身心共同健康的「舞臺」，為辛勤工作了大半輩的老年朋友奉獻一份愛心，同時，也使得筆者有機會和大家一起美化「夕陽」，共享晚年之樂，這是我多年來的心願。

　　期望導引養生功的愛好者、參與者們，身體力行，建立科學的生活方式，養成良好衛生習慣，努力培養「自我保健」意識，健康長壽，活過百歲，盡享天年，指日可待。正如南北朝時陶弘景所說：「我命在我不在天」（《養性延命錄》）。也正如三國時期曹操所言「盈縮之期，不但在天，養怡之福，可得永年」。

　　最後，衷心地祝願大家身心健康，學習成功！

張廣德

養生太極棒

目　錄

一、養生太極棒的特點／ 9

二、養生太極棒健身和防治疾病之機理／ 13

　（一）疏導經絡、暢通氣血／ 13
　（二）陰陽五行、辯證立法／ 15
　（三）調整情志、重視養生／ 17

三、養生太極棒動作說明／ 19

　養生太極棒（第一套）／ 20

　第一式　南山獻瑞／ 22
　第二式　濟世舟航／ 25
　第三式　玉兔搗藥／ 28
　第四式　躍馬爭春／ 32
　第五式　蘇海韓潮／ 36
　第六式　躬身下拜／ 40
　第七式　乾坤交泰／ 43
　第八式　懷抱太極／ 46

　養生太極棒（第二套）／ 50

　第一式　輕舟蕩漾／ 52
　第二式　三折其肱／ 55
　第三式　南鷂北鷹／ 59
　第四式　揚帆遠航／ 63
　第五式　躬身疏膽／ 66
　第六式　孔雀愛尾／ 69
　第七式　鶴立雞群／ 73
　第八式　安步當車／ 76

四、連續套路示範／ 81

五、經絡圖／ 87

一、養生太極棒的特點

養生太極棒現有兩套，它是以「易、醫、功、藝、美、樂」六位一體為文化源頭，以中醫的陰陽五行、氣血理論、臟腑經絡為指導創編而成。其動作生動形象、簡明新穎，在外動上現寧靜，在內養中重節和，是男女老少、慢性病患者康體增壽的自我鍛鍊的好形式。概括起來，養生太極棒有如下特點：

（一）舒　鬆

養生太極棒的舒鬆，是指胸、腹、腰、背、肩、肘、腕、手，無處不鬆。下肢雖然承擔體重，但也要力求自然。充分放鬆，既有益於心靜，又有助於柔緩：既有益於膈肌上下移動，順利地進行細、匀、深、長的腹式呼吸，又有助於周身血液循環，從而強身健體。

（二）柔　和

養生太極棒的柔和，包括用意要柔、調息要柔、調形要柔。用意要柔，是指練習太極棒時，守竅不要過緊，而要綿綿若存：調息要柔，是指動作配合呼吸時，既要做到細、匀、深、長，又要順其自然；調形要柔，是指在鬆的基礎上，將動作完成得平穩舒展、輕鬆自如、不僵不拘。因此，它可以分別取得淨化大腦、排除

| 小知識 | 五味入口，不欲偏多。故酸多傷脾，苦多傷肺，辛多傷肝，鹹多則傷心，甘多則傷腎。　　——《抱朴子》 |

養生太極棒

雜念，提高呼吸肌力量、吸入更多氧氣及尾閭中正、康體神安的效果。

（三）緩 慢

是演練養生太極棒的又一特點。緩與柔是互相促進，密切配合的。它對調節呼吸、意守專一（用意識引導動作或守竅）可起到重要的階梯作用；同時，由於練習太極棒時，要求兩腿在緩慢中虛實分明，內外合一，體重又經常由一條腿負擔，這樣就大大地增加了下肢的負荷量。因此，可以較好地發展下肢力量，延緩人老先從腳上老。

（四）連 貫

是指練習養生太極棒時，其動作要做到前後銜接、綿綿不斷、節節貫穿、一氣呵成。換句話說，就是上一個動作的結束，也就是下一個動作的開始，中間沒有明顯的停頓過程，它就像和風吹拂下的小溪，緩緩流淌，彌漫著溫馨、寧靜、理智和神秘。這與競技體育賽場上那種喧囂、吶喊、狂熱、激動形成了鮮明的對比，是兩種不同形式的體育健身運動。

（五）圓 活

所謂圓活，就是說練習養生太極棒時，每個動作均要走弧線，有時成橢圓；有時成半圓；有時成大圓或小

小知識　每日空腹，食淡粥一甌，能推陳出新，生津怡胃，所益非細。
　　　　　　　　　　　　　　　　　　　　——《老老恒言》

圓等。這些圓不只是表現於外在的形象上，更重要的是這些外在的動作路線的圓要與自然界的圓及人體內在運動的圓和諧一致，形成整體。因為宇宙間萬事萬物都是以圓周的形式循環著。如：天體的運動就是圓運動。《易‧繫辭》曰：「日往則月來，月往則日來，日月相推而明生焉；寒來則暑往，暑往則寒來，寒暑相推而歲成焉。」人體臟腑氣機之升降也是圓運動，它是以脾胃居中、心腎分居上下、肝肺各居左右的形式而周期性循環著。人體經絡之循行（包括十二正經和奇經八脈），營衛之運轉也均是以圓道形式周而復始地進行著等等。這就是古老東方哲學的基本原則——「天人合一」的體現。即所謂「人法地，地法天，天法道，道法自然」。「天人合一」的思想，為人們提出了人與自然諧調相處的法則。

《黃帝內經》早已告誡人們，天地、陰陽、四時之氣的變化，是萬物終而復始的由來，是萬物生死的根本，違背了這個規律則災害生，順從了這個規律則安泰。這就是養生太極棒「圓活」特點的真諦。

（六）意 深

以養生太極棒（第一套）為例，該套雖然只有八個動作，它們是：「南山獻瑞」、「濟世舟航」、「玉兔搗藥」、「躍馬爭春」、「蘇海韓潮」、「躬身下拜」、「乾坤交泰」、「懷抱太極」。然而，這八個動作卻體現著中國養生文化豐富的內涵（詳細內容，請閱

小知識	食飲、衣服、居處、動靜，由禮則和節，不由禮則觸陷生疾。
	—— 《荀子》

養生太極棒

讀套路中名稱內涵）。如：「南山獻瑞」之「南山」，作卻體現著中國養生文化豐富的內涵（詳細內容，請閱讀套路中名稱內涵）。如：「南山獻瑞」之「南山」，字面上是指秦嶺終南山，也泛指高山。而實際上這裏是借用南山，敬祝長輩像高山一般的長壽。

「躍馬爭春」的動作，它是以「馬步撩棒」接「橫襠步雲棒」來體現「春滿人間、人間處處映春色，光照神州、神州煦煦放光彩」的意境。

而「乾坤交泰」則是用來體現《周易》中「否極泰來」的哲學思想。「否」、「泰」，均是卦名。天地交（相互作用）謂之「泰」，不交謂之「否」，「泰」則亨通，「否」則失利。意思是事物發展到一定階段或一定程度，就向它的對立面轉化，「否」可以轉化為「泰」，反之亦然。後人便用「乾坤交泰」、「否極泰來」形容情況從壞變好　時來運轉。現將這種哲學思想寓含在動作中，必將使習練者煥發出喜慶吉祥、福壽平安的心情，從而有助於心身安康。

小知識

地所以能長久者，以其不自生，故能長生。是以聖人後其身而身先；外其身而身存。　　——《道德經》

意思是說，天地所以能夠長久，因為它們不是為自己而生存，所以能夠長久生存。所以「聖人」把自身放在眾人的後面，反而能贏得眾人的擁護，被推為領導。

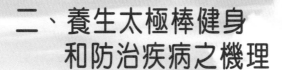

二、養生太極棒健身和防治疾病之機理

養生太極棒（包括第一套和第二套），均可提高五臟六腑之機能，對一些慢性疾病也有一定的防治作用。其機理簡述於下：

（一）疏導經絡、暢通氣血

中國醫學認為：經絡在體裏與臟腑相連，在體表與肢節皮肉相關，是人身氣血運行的道路。因此，無論是臟腑的病，或者是氣血的病，都能循經反映到體表上來。而通過體表疏通經絡、暢通氣血，即可以治療臟腑疾病。兩套養生太極棒中的動作，均分別對人體臟腑之十二條經脈和奇經八脈有疏通、化淤、活血之作用。與此同時，透過養生太極棒有針對性的鍛鍊和經絡的傳注，還可以內安五臟、強身健體。

由於經絡是人身氣血運行的道路，所以如果經絡阻隔，氣滯血淤，或者氣血不和，則百病由此而生。正如《靈樞・經脈篇》曰：「經脈者，所以決死生，處百病，調虛實，不可不通。」

怎樣疏通經脈呢？中國醫學告訴我們：「經絡所過，主治所及，臟腑所屬，主治所為。」養生太極棒嚴格地遵循了這一條原則，如：第一套中的「南山獻

小知識 ｜ 飯後食物停胃，必緩行數百步，散其氣以輸其食，則磨胃而易腐化。
　　　　　　　　　　　　　　　　　　　　　　—— 《老老恒言》

養生太極棒

瑞」、「乾坤交泰」二勢，主要是歸於手厥陰心包經脈，故既可以防治心血管系統疾病，又可提高心功能。

第一套中的「濟世舟航」和第二套中的「輕舟蕩漾」、「鶴立雞群」等，主要對手三陰和手三陽產生良性刺激，故有助於強心益肺、潤腸化結、調理三焦等。

第一套中的「玉兔搗藥」，主要是歸於足陽明胃經脈，故既可以防治消化系統疾病，又可以提高脾胃之機能。

第一套中的「躍馬爭春」、「蘇海韓潮」和第二套中的「孔雀愛尾」等動作，由於這些動作上肢的旋轉纏繞、下肢的屈伸盤擰幅度較大，起伏多變，對全身十四經脈均有較強刺激，故既可較好地提高五臟六腑機能，發展靈敏、力量、耐力等身體素質，又可對心、肺、腎、脾、大腸、小腸等臟腑疾患有一定防治作用。

第一套中的「躬身下拜」和第二套中的「揚帆遠航」、「躬身疏膽」等動作，由於主要歸於足少陰腎經，故既可以防治生殖、泌尿系統疾病，又可以提高腎臟之機能。此外，「躬身疏膽」動作，要求兩手持棒對膽經進行按摩和對肝經之太衝穴的按壓，故還有助於活血化淤、疏肝利膽。

第一套中的「懷抱太極」，主要是通過意守丹田和命門，故有助於調補後天、補益先天。其餘動作的意守穴位，雖然不同，但從總體來講，由於有助於排除雜念，淨化大腦，故可心靜神寧，改善大腦機能。

小知識　歲老根彌壯，陽驕葉更陰。
　　　　　　　　　　　—— 王安石《孤桐》

（二）陰陽五行、辯證立法

養生太極棒之所以有較好地強身健體和防治疾病的效果，其關鍵是該套路較好地體現著中醫學「陰陽五行、辯證立法」的原則。

陰陽五行學說，是我國古代勞動人民在生活實踐中，透由對自然現象的長期觀察，在萬物本源於氣的理論基礎上，用以認識宇宙、解釋宇宙間一切變化的一種樸素的唯物論和辯證法。它是中國醫學的精華。臟腑之間的陰陽、表裏關係，臟與臟之間的相生、相克剋、相乘、相侮的關係，均是唯物辯證法在中醫學中的具體應用。

五行相生的關係是：木生火、火生土、土生金、金生水、水生木。

五行相剋的關係是：木剋土、土剋水、水剋火、火剋金、金剋木。

五行配屬五臟是：肝屬木、心屬火、脾屬土、肺屬金、腎屬水。

人體五臟的生理活動，就是以此方式有機地結合成為一個整體。即中國醫學所說：腎精養肝，肝血濟心，心火溫脾，脾升於肺，肺氣助腎；肺降抑肝亢，肝氣疏脾鬱，脾土遏腎水，腎水制心火，心陽束肺金。五臟相互資生，相互制約，維持著人體的正常生命活動。

小知識

養生十要
面要常擦、目要常揩、耳要常彈、齒要常叩、背要常暖、胸要常護、腹要常摩、足要常搓、津要常咽、睡要常曲。
——《壽世傳真》

養生太極棒

　　根據這些醫理，養生太極棒就有了以提高先天之本（腎）和後天之本（脾胃）為重點的全面增強臟腑機能的動作安排（具體見每個動作的主要作用），從而取得健內助外的效果。

　　中國醫學還認為，在疾病演變上，可以一臟受病，也可以多臟受病，本臟之病，可以傳至他臟，他臟之病也可以傳至本臟。如肝病可以傳脾（木乘土），脾病也可以傳肝（土侮木），肝脾也可以同病（木郁土虛），肝病也可以傳心（母病及子）、傳肺（木侮金）、傳腎（子病及母）。不管如何傳變，都可以用五行生、剋、乘、侮的關係來解釋。

　　養生太極棒把這些原理有機地運用起來，這就進一步突出了這一中醫理論的特色。現以第一套為例說明之。

　　如：第二式「濟世舟航」，通過疏導手太陰肺經和屈腕按摩其原穴太淵，有助於提高肺功能，防治呼吸系統疾病。但還必須補脾調胃。

　　第三式「玉兔搗藥」，要求兩手分別用棒珠頂端砸點足陽明胃經之伏兔穴，就有助於補脾調胃。因為脾屬土，肺屬金，土能生金。

　　此外，還要補腎，通過第六式「躬身下拜」的躬身

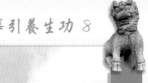

折體，可對督脈（督脈貫脊屬腎）、足太陽膀胱經脈（膀胱與腎相表裏）和命門、腎俞等穴位有良性刺激，故有助於暢通腎經，起到滋腎壯腰作用。

再如：第五式「蘇海韓潮」，可以提高腎功能，防治生殖、泌尿系統疾病。根據五行學說相生、相剋之原理，除了需要由該式的蹲腿屈踝，暢通足少陰腎經脈之外，還需要益肺。因為肺屬金，腎屬水，二者為相生關係，即金生水。所以，就有了第二式「濟世舟航」、第四式「躍馬爭春」、第五式「蘇海韓潮」的安排。因為這些姿勢特別強調臂的纏繞，以暢通肺經及其原穴太淵。

（三）調整情志、重視養生

中國醫學認為，喜、怒、憂、思、悲、恐、驚「七情失調」對人體健康的影響很大。正如《黃帝內經》所云：「怒傷肝、喜傷心、思傷脾、悲傷肺、恐傷腎，百病傷於氣」。就是說，「七情失調」可以嚴重損傷體內正氣，使人體抵抗疾病能力降低，甚至致病。因此，人欲健康長壽，必須情緒樂觀、胸襟坦蕩。正如科學巨匠馬克思所說：「一種美好的心情，比十副良藥更能解除生理上的疲憊和痛楚」。

練習養生太極棒時的周身放鬆、寧神意守。如「南山獻瑞」意守勞宮、「濟世舟航」意守丹田、「孔雀愛尾」意守湧泉等，就是調整情志的有效方法之一。它不

小知識　黃連瀉心火、黃芩瀉肺火、芍藥瀉脾火、柴胡瀉肝火、知母瀉腎火。
　　　　　　　　　　　　　　　　　　　　──《醫門法律》

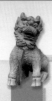

養生太極棒

僅有助於暢通相關的經脈，周流其氣血，更重要的是可以取得以一念排萬念，淨化大腦的效果。

　　練習養生太極棒前的功前準備：「夜闌人靜萬慮拋，意守丹田封七竅，呼吸徐緩搭鵲橋，身輕如燕飄雲霄。」也是逐步使習練者消除愁雲，忘卻煩惱，情志複歸正常的有效方法，從而取得「樂天達命、益壽延年」的效果。

養生太極棒

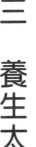

三 養生太極棒動作說明

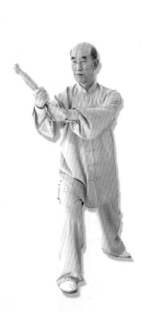

養
生
太
極
棒

養生太極棒（第一套）

套
路
圖
解

預備式：

1.兩腳併步站立，周身放鬆，右手握棒珠，棒身垂直地面；眼平視前方。

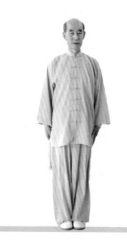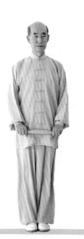

2.兩腳併步站立，周身放鬆，右手持棒隨右臂內旋橫置於襠前（約５公分），繼而左手握住另一端棒珠，棒身平行地面；眼平視前方。

小知識	「小勞」有益健康 《千金要方》云「養性之道，常欲小勞，但莫大疲及強所不能堪耳；且流水不腐，戶樞不蠹，以其運動故也。」 在當前實施「全民健身計劃綱要」時，既應號召人們多參加體育活動，但也要避免勞累過度，降低身體抵抗力。

默念練功口訣：
　　夜闌人靜萬慮拋，意守丹田封七竅。
　　呼吸徐緩搭鵲橋，身輕如燕飄雲霄。

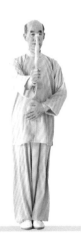 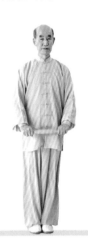

要點提示：

　　1.默念開始時，將左手勞宮穴疊於關元（關元：屬任脈穴，在前正中線臍下３寸處），右手持棒上舉，棒之頂端約與鼻尖齊平，棒身垂直地面，棒離面部約30公分；兩眼輕閉或平視前方。

　　2.當練功口訣默念完畢時，右手持棒下沈，左手握住棒珠將棒橫置於襠前；眼平視前方。

小知識

推遲衰老「十要」
　　一要呼吸新鮮空氣；二要適當接受日光照射；三要經常堅持運動；四要飲食搭配合理；五要勞逸結合；六要不飲生水和被污染之水；七要戒煙少酒或不飲酒；八要不亂服藥物，宜聽醫囑；九要防傳染病；十要情緒穩定，豁達樂觀。

養生太極棒

套路圖解

第一式　南山獻瑞

1. 隨著吸氣，提肛調襠，腳趾上蹺；同時，兩腿伸直，兩手鬆握將棒之兩端分別抵在兩手勞宮穴處（勞宮：屬手厥陰心包經穴，位於掌中央、第二、三掌骨之間，當屈指握拳時，中指尖所點處）；眼平視前方。

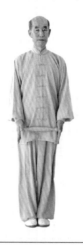

南山獻瑞　名稱內涵

　　南山，指秦嶺終南山，在陝西省西安市南。古名太一山等，是秦嶺主峰之一。有南山湫、金華洞、玉泉洞、日月岩等名勝古蹟。相傳道教全真道北五祖中的呂洞賓、劉海蟾曾修道於此。因此，多年來民間將此山稱為「仙山」。

　　南山，也泛指高山，敬祝人如高山一樣長壽。語出《詩經小雅‧天保》：「如月之恒，如日之升，如南山之壽。」

　　獻，進也。

　　瑞，吉祥也。

　　在中國傳統習慣上，經常用南山的高大，祝賀人之長壽。例如：「福如東海，壽比南山。」

　　南山獻瑞，除了具有祝人高壽之外，尚有恭賀對方吉祥、萬事亨通之意。

動作不停，兩手持棒前擺至與肩平；眼看棒身。

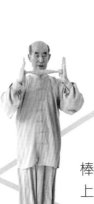

繼而，兩臂沈肘將棒收於胸前，掌指朝上；眼看太極棒。

2. 隨著呼氣，鬆腹鬆肛，腳趾抓地；兩腿下蹲，兩膝相靠；同時，兩手勞宮穴抵住棒珠頂端坐腕翹指稍向下、向前弧形推出，兩臂沈肘，掌指朝向斜前方；眼看太極棒。

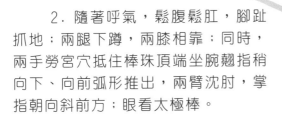

南山獻瑞 主要作用	1. 對手厥陰心包經有良性刺激，故有助於鎮驚定志，養心安神。 　2. 本勢隨著吸氣蹺趾，呼氣抓地，可啓動足少陰腎經脈等，故有助於滋陰清火、舒心平血。 　3. 由於十二經脈在該動作的作用下有一定程度的疏通，故可起到活血化淤、理氣通絡、內安臟腑、健運四肢的效果。

23

養生太極棒

套路圖解

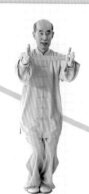

動作不停，兩腿繼續稍下蹲，兩膝相靠；同時，兩掌相抵棒珠前送上擺至與肩平，掌指朝前；眼看太極棒。

3．隨著吸氣，提肛調襠，腳趾上蹺；兩腿伸直；同時，兩掌相抵棒珠隨著兩肘下沉將太極棒弧形收於胸前；眼看太極棒。

4．6同2；5、7同3。

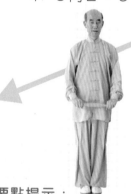

練功次數：共做兩個8拍。第二個8拍的第8拍，隨著呼氣，鬆腹鬆肛，腳趾抓地，兩腿伸直；同時，兩手握棒珠下沉將棒身橫置於襠前；眼平視前方。

要點提示：

1．吸氣時，兩手勞宮抵棒珠宜鬆；呼氣時，兩手勞宮抵棒珠前推宜逐漸加力，使勞宮穴產生氣感。

2．兩腿下蹲深度因人而異，上、下肢協調一致，周身放鬆。

3．意守勞宮。

小知識　治身者以積精為寶。治身者務執虛靜以致精，能致精則合明而壽。
　　　　　　　　　　　　　　　　　　　　——《春秋繁露》

第二式　濟世舟航

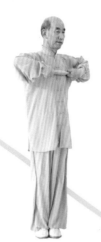

1. 隨著吸氣，提肛調襠，兩腿伸直；身體左轉 45 度；同時，兩手握棒珠貼身上提屈腕（向手心方向）至胸前；眼平視左前方。

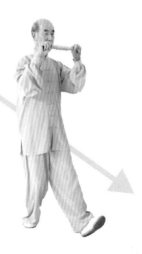

動作不停，重心移至右腳，右腿半蹲，左腳向左前方上步成虛步；同時，兩手握棒珠稍上提，翻腕使手心朝前；眼平視前方。

濟世舟航	名稱內涵	濟世舟航，即救民於危難之中的航船。常用於稱讚富有而樂於濟民的人。 例：「濟世舟航，匡時柱石。」匡：幫助、救助之意。匡時，即挽救艱危的時勢，轉危為安。

養生太極棒

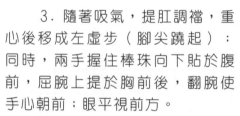

2．隨著呼氣，鬆腹鬆肛；重心前移成左弓步；同時，兩手鬆開使太極棒兩端的棒珠分別置於掌心，虎口托住棒頸，稍向上、向前弧形推出；眼平視前方。

3．隨著吸氣，提肛調襠，重心後移成左虛步（腳尖蹺起）；同時，兩手握住棒珠向下貼於腹前，屈腕上提於胸前後，翻腕使手心朝前；眼平視前方。

4、6同2；5、7同3。

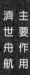

濟世舟航	主要作用	由於其勢對手少陰心經、手太陰肺經、足太陰脾經、足厥陰肝經、足少陽膽經等有一定程度的疏通，故分別有以下三點效果： 1．補血養心、益氣安神。 2．消食導滯、清熱通腑。 3．舒肝利膽、通調膀胱。

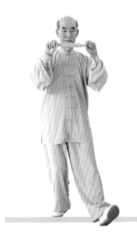 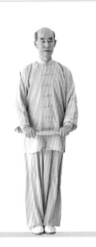

8．隨著呼氣，鬆腹鬆肛；身體轉正；眼平視前方。

繼而，左腳向右腳併攏，兩腿由屈逐漸伸直；同時，兩手展開，以虎口托住棒頸向前、向下弧形落於襠前，兩手分別握住棒珠；眼平視前方。

第二個8拍同第一個8拍。唯身體右轉45度，右腳上步做動作。

練功次數：共做兩個8拍。

要點提示：

1．動作連貫，協調自然，不僵不拘，有如「揚帆遠航」。

2．成虛步時，鬆腰斂臀，身體中正；成弓步時，後腿自然伸直，前腿膝關節頂端微微超過腳尖，使身體處於「斜中正」之姿勢。

3．淨化大腦，意守丹田。

小知識	《遵生八箋》云：「知足常足，終年不辱；知止當止，終身不恥。」是說人們對自己的處境宜滿足，這樣一生就不會有羞辱感。該停止的就適可而止，這樣一生就不會有羞恥感，此謂知足者常樂也。

養生太極棒

套路圖解

第三式　玉兔搗藥

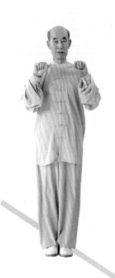

第一個8拍：

　　1. 隨著吸氣，提肛調襠，兩腿伸直；同時，兩手握棒珠貼身屈腕（向手心方向）上移至胸前時，翻腕使手心朝前；眼平視前方。

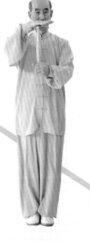

　　動作不停，兩腿仍伸直，左手握住棒頸，左肘下沉裏合，右手鬆開稍上提，用勞宮穴抵住棒珠頂端，使棒身垂直地面；眼看右手。

玉兔搗藥 名稱內涵	神話傳說謂月中有白兔，因此，白兔用為月的代稱。傅咸《擬天問》：「月中何有？玉兔搗藥。」辛棄疾《滿江紅·中秋》：「著意登樓瞻玉兔，何人張幕避銀闕。」 　　「玉兔搗藥」這個動作，是指練習者用太極棒之棒珠砸點足陽明胃經脈上的伏兔穴而得名。

養生太極棒

套路圖解

隨著呼氣，鬆腹鬆肛；左腳向前上步成左虛步（前腳尖點地）；同時，兩手用力使左手棒珠頂端砸點於左腿伏兔穴上（伏兔：屬足陽明胃經穴，在髖骨外緣直上6寸處），恰似玉兔搗藥；眼之餘光注視伏兔穴。

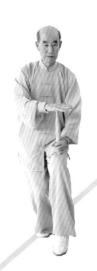

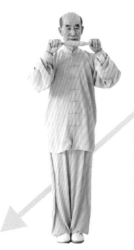

2．隨著吸氣，提肛調襠；左腳回收與右腳併攏，兩腿逐漸伸直；同時，右手下沈握住棒珠，緊接著兩手持棒貼身屈腕（向手心方向）上移至胸前時，翻腕使手心朝前；眼平視前方。

玉兔搗藥主要作用	1．由於該勢有助於疏通足陽明胃經和足太陰脾經，故可健脾益胃、消食導滯、溫中散寒、和裏緩急。 2．由於該勢主要對手陽明大腸經有良性刺激，故有助於清熱潤腸、順氣行滯。

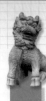

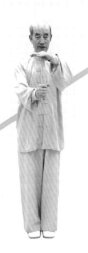

動作不停，兩腿仍伸直，右手握棒頸，右肘稍下沈裏合，左手鬆開稍上提，用勞宮穴抵住棒珠頂端，使棒身垂直地面；眼看左手。

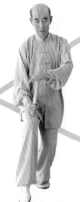

套路圖解

隨著呼氣，鬆腹鬆肛，右腳向前上步成右虛步（前腳尖點地）；同時，兩手用力使右手棒珠頂端砸點於右腿伏兔穴上，恰似玉兔搗藥；眼之餘光注視伏兔穴。

3、5、7同1；4、6、8同2。

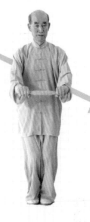

第二個8拍的第8拍，當右手棒珠頂端砸點右腿伏兔穴後，右腳向左腳併攏，兩腿半蹲；同時，左手下沈握住棒珠，棒身平行地面，兩臂微屈；眼平視前方。

小知識　《醫學入門》云：「寒痰青，濕痰白，火痰黑，熱痰黃，老痰膠。」

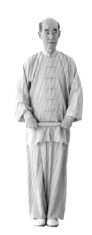

不停，兩腿伸直；同時，兩手向下、向裏收於襠前；眼平視前方。

套路圖解

練功次數：共做兩個 8 拍。

要點提示：

　　1．成虛步時，支撐腳五趾抓地，百會上頂（百會：屬督脈穴，在後髮際正中上 7 寸，相當於頭頂正中線與兩耳間連線之交叉點）；眼之餘光注視伏兔穴。

　　2．點砸伏兔穴時，力量適中，並宜稍停，以稍有酸痛感為度。

　　3．意在伏兔。

氣已通為補；血以和為補。
　　　　　　——《著名中醫醫家經典選集》

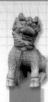

養生太極棒

套路圖解

第四式　躍馬爭春

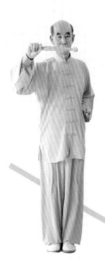

　　1．隨著吸氣，提肛調襠；兩腿伸直；身體先稍左轉後右轉；同時，左手鬆開握拳收於左腰側，拳心朝上（少商與商陽相接）；右手持棒手心朝下置於胸前；眼看棒端。

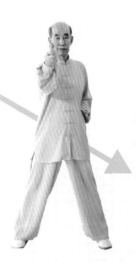

　　不停，重心右移，右腿稍屈，左腳向左開步（約相當於本人之三腳長），腳尖朝前，隨著重心移至兩腳之間，兩腿伸直；同時，右手持棒隨右臂外旋向右、向下、向前撩起，右臂稍屈肘，棒身平行地面，高與乳平；眼看棒珠。

躍馬爭春　名稱內涵

　　「躍馬爭春」常與「金雞報曉」或「聞雞起舞」聯用。大有「春滿人間、人間處處映春色，光照神州、神州煦煦放光彩」之意境。
　　養生太極棒中的「躍馬爭春」，是指下肢以馬步為勢，象徵著「駿馬奔騰，旗開得勝」；上肢以旋轉、撩擺為法，意喻著「百花齊放，推陳出新」。

2．隨著呼氣，鬆腹鬆肛；兩腿下蹲
成馬步；同時，右臂內旋，右手持棒隨
身體先稍左轉、後右轉由左向右側反臂
撩出，棒與右臂成一直線，高與肩平；
左拳變掌向左、向上弧形亮於頭之左側
上方；眼向右平視。

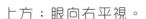

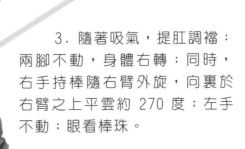

3．隨著吸氣，提肛調襠；
兩腳不動，身體右轉；同時，
右手持棒隨右臂外旋，向裏於
右臂之上平雲約 270 度；左手
不動；眼看棒珠。

躍馬爭春	主要作用	1．對下肢三陰經和三陽經之井穴、原穴、合穴有一定強度的刺激性，故對肝、膽、脾、胃、腎、膀胱等臟腑有保健作用。 2．有助於暢通手三陰、手三陽經脈，故對心、肺、大腸、小腸等疾患有一定防治作用。

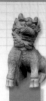

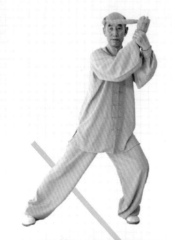

不停，重心移於左腳，左腿彎屈，右腿自然伸直成橫襠步；同時，右臂繼續外旋，右手持棒迅速左移橫置於面前，棒身平行地面，手心朝裏，離面部約 30 公分；左手隨左臂外旋握住右腕；眼看棒珠。

不停，兩腳不動，身體左轉，稍仰面；右手持棒隨右臂內旋向裏、向左於面前平雲 180 度，手心朝外；左手握拳以拇指腹和中指腹旋轉摩運右腕部之原穴（太淵、大陵、神門、陽池、腕骨）等；眼看棒珠。

不停，身體轉正，重心右移，右腿彎屈，左腿自然伸直；同時，左手鬆開從右手處沿棒身滑至棒之另一端；高與前額齊平；眼看棒身。

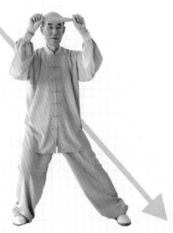

小知識　情，不知自惜，故虛損生也。

—— 《養性延命錄》

養生太極棒

　　4．隨著呼氣，鬆腹鬆肛；左腳向右腳併攏，兩腿由屈逐漸伸直；同時，兩手持棒向前、向下落於襠前；眼平視前方。

　　5、6、7、8同1、2、3、4。唯右腳向右開步、左手持棒做動作。

練功次數：共做兩個8拍。

　　注：1. 太淵：屬手太陰肺經穴，仰掌在腕橫紋之橈側凹陷處。

　　2. 大陵：屬手厥陰心包經穴，仰掌在第一腕橫紋正中，兩筋之間。

　　3. 神門：屬手少陰心經穴，仰掌腕橫紋尺側端稍上方凹陷處。

　　4. 陽池：屬少陽三焦經穴，在腕背橫紋中央稍偏尺側凹陷處。

　　5. 腕骨：屬手太陽小腸經穴，在手背尺側，第五掌骨與鉤骨豌豆骨之間凹陷處。

要點提示：

　　1. 做「馬步撩棒」和「橫襠步平雲棒」時，速度宜稍快。

　　2. 完成馬步時，大腿宜平行地面，不跪膝、不靠膝、不展膝。

　　3. 該動作宜體現出身械協調，以腰帶臂，婉轉流暢。

　　4. 意守丹田。

套路圖解

小知識　少思以養神，少欲以養精，
　　　　少勞以養力，少言以養氣。　　──《攝生四要》

養生太極棒

套路圖解

第五式　蘇海韓潮

1. 隨著吸氣，提肛調襠；兩腿伸直，身體左轉；同時，左手鬆開握拳收於左腰側，拳心朝上（少商與商陽相接）；右手持棒隨右臂內旋由下向身體左後上方擺起，手高約與肩平，棒身稍下垂；眼看太極棒。

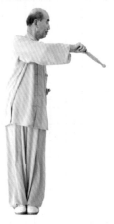

名稱內涵　蘇海韓潮

蘇，指蘇軾（1037 ～ 1101），北宋文學家，書畫家，字子瞻，號東坡居士，眉山（今四川）人。其文汪洋恣肆，明白暢達，為「唐宋八大家」之一。其詩清新豪健，善用誇張比喻，在藝術表現方面獨具風格。詞開豪放一派，對後世影響很大，擅長行書、楷書；用筆豐腴跌宕，有天真爛漫之趣。論畫主張神似，他詩中有畫，畫中有詩。

韓，指韓愈（768 ～ 824），唐文學家，哲學家，字退之，河南河陽（今河南孟縣南）人，他力反六朝以來的駢偶文風，提倡散體。其散文在繼承先秦、兩漢古文基礎上，加以創新與發展，氣勢雄健，舊時列為「唐宋八大家」之首。

養生太極棒中的「蘇海韓潮」，主要取意蘇、韓兩位大文豪氣勢雄健的文風和汪洋恣肆的氣韻，猶如大海波瀾，洶湧澎湃。

　　不停，右腿彎屈，左腳向左後方撤一大步，腳尖內扣成右弓步；同時，右手持棒經面前向右前方劈出，太極棒與右臂成一直線，高與肩平；眼看太極棒。

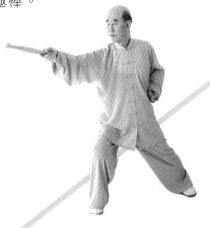

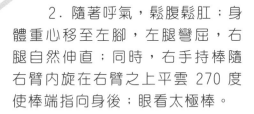

　　2. 隨著呼氣，鬆腹鬆肛；身體重心移至左腳，左腿彎屈，右腿自然伸直；同時，右手持棒隨右臂內旋在右臂之上平雲 270 度使棒端指向身後；眼看太極棒。

蘇海韓潮 主要作用	1. 防治腕、肘、肩、頸疼痛。 　　2. 有助於改善心、肺、脾、腎的功能，對冠心病、高血壓病、氣管炎、消化不良、腎臟疾患有一定防治作用。

養生太極棒

套路圖解

動作不停，右腳向左腳後方插步下蹲成歇步；同時，右手持棒隨身體左轉和右臂內旋稍用力使太極棒叩擊在大包穴上（大包：屬足太陰脾經脈穴，在腋中線直下第六肋間處）；左拳變掌隨左臂內旋向後、向上弧形擺起亮於頭之左前上方；眼平視右前方。

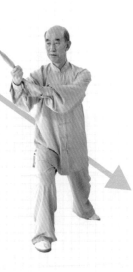

3．隨著吸氣，提肛調襠；右腳向右前方上步（回到原位），由虛步轉成弓步；同時，左手指腹（拇指除外）扶於右腕掌心一側，右臂外旋，右手持棒隨身體右轉順勢擺至身體右前方，棒與臂成一條直線；眼看太極棒。

小知識　凡人臥，春夏向東，秋冬向西。

—— 《千金要方》

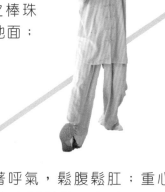

不停，重心後移，左腿彎屈，右腿伸直，腳尖蹺起；同時，右手持棒順勢內旋於面前平雲 270 度，左手輕貼棒身滑至太極棒另一端之棒珠處，棒與前額齊平，棒身平行地面；眼看太極棒。

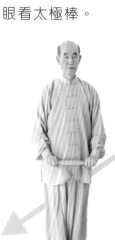

4．隨著呼氣，鬆腹鬆肛；重心前移，左腳向右腳併攏；同時，兩腿由屈逐漸伸直；同時，兩手持棒向前、向下落於襠前；眼平視前方。

5、6、7、8同1、2、3、4。唯身體稍右轉，右腳撤步，左手持棒做動作。

套路圖解

練功次數：共做兩個8拍。

要點提示：

1．虛步、弓步和歇步要連貫進行，協調自然。

2．雲棒時手宜鬆握並劃平圓。

3．歇步也可做成盤根步。

4．意守丹田。

| 小知識 | 老年人的飲食原則——「三多三少」。「三多」是：適當多食豆類、多食蔬菜和水果、多食含碘的海物；「三少」是：少食甜食、少食鹹食、少食動物脂肪。 |

養生太極棒

套路圖解

第六式　躬身下拜

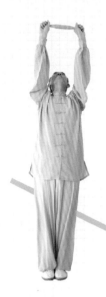

　　1. 隨著吸氣，提肛調襠；同時，兩手握棒珠屈腕（向手心方向）貼身上提至巨闕穴後，坐腕使棒身滾捻巨闕，繼而身體後仰，兩手握棒珠上托至頭的前上方，兩臂伸直；眼看棒身。

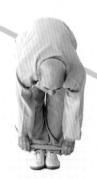

　　2. 隨著呼氣，鬆腹鬆肛；同時，兩手握棒珠隨上體前躬將太極棒分別置於解谿（解谿：屬足陽明胃經穴，位於踝關節前橫紋中央，兩筋之間，與外踝尖齊平）穴上，兩腿伸直；眼向前看。

躬身下拜 名稱 內涵	躬身，即彎下腰。《長生殿·覓魂》：「俺這裏靜悄悄壇上躬身」。 　　下拜，表示恭敬，有禮貌。 　　「躬身下拜」，多用於對年長者問候時。比如：見長者身健體壯，即興作詩：「精神炯爍似東海雲鶴，身體老健如南山勁松。」

3．隨著吸氣，提肛調襠，兩腿仍伸直，兩手握棒珠輕貼腿前向上滾動至鶴頂穴（奇穴，在髕骨上緣）附近；眼平視前方。

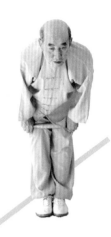

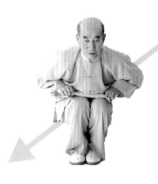

不停，兩腿全蹲；兩拳變掌以虎口銜住棒頸下壓，手指朝前；眼平視前方。

套路圖解

主要作用 躬身下拜
1．由於督脈循行於背部正中央、貫脊屬腎，背部又是足太陽膀胱經脈經過的地方，故該勢有助於滋陰補腎，通調膀胱。 2．該勢要求兩臂旋屈上舉，對任、腎、胃、脾等經脈有良性刺激，故有助於和胃健脾、消食導滯、滋陰補腎等。 3．該勢之下蹲和伸膝對肝、膽經脈有一定作用，故有助於舒肝利膽、活血化淤。

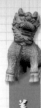

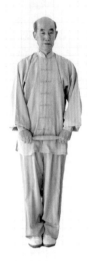

養生太極棒

套路圖解

4. 隨著呼氣，鬆腹鬆肛；兩腿伸直；上體直起；同時，將太極棒上移至襠前；眼平視前方。

5、6、7、8同1、2、3、4。

練功次數：共做兩個8拍。

要點提示：

1. 身體後仰和前躬的幅度要因人而異，躬身下拜時宜抬頭，特別是高血壓病患者更應注意這一點。

2. 屈膝全蹲時，後腳跟不宜提起，兩膝相靠，兩腳併攏。

3. 意守命門。

小知識　老去又逢新歲月，春來更有好花枝。
　　　　　　　　　　—— 陳憲章《元日試筆》

第七式　乾坤交泰

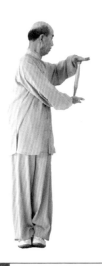

第一個8拍：

　　1.隨著吸氣，提肛調襠，兩腿伸直，腳趾上蹺；同時，兩手持棒右臂外旋，左臂內旋隨身體左轉將太極棒之棒珠兩端分別抵在勞宮穴上，棒身逐漸垂直地面移至身體左後方，左手高與肩平；眼看左手。

乾坤交泰 名稱內涵

　　「乾」，是64卦第一卦，由六個陽爻（☰）組成，乾的取象是天，天是最大的陽物，最大的健，乾具有同天一樣的性質，純陽至健。

　　「坤」，是64卦第二卦，由六個陰爻（☷）組成，坤的取象是地，地是最大的陰物，坤的性質是至順。

　　有「健」才有所謂「順」，有「順」才有所謂「健」。「健」與「順」互為前提，對立統一。猶如天地、陰陽之間兩兩不可分割一樣。故古人說，乾坤是「陰陽之根本，萬物之祖宗」。

　　交泰，即陰（地）陽（天）相交為泰。請看下面的兩個卦（☷）和（☰），這兩個卦都是由天和地（乾和坤）的經卦所組成。但其意恰恰相反。按常理天在上，地在下，這是人們司空見慣的事例，然而這個卦（☰）卻是「否」卦，是不吉利的意思。而這個卦（☷），天在下，地在上，表面來看似乎顛倒了，但卻是「泰」卦。泰，就是安泰吉祥之意。可見，《周易》所追求的是運動變化，是陰陽交感的理想境界。換句話說，泰卦為乾坤交通之象，而天地相交，陰陽相合則萬物資生，萬物資茂則天地安和，故曰泰。陰陽互根則為吉。

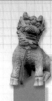

套路圖解

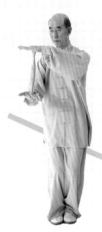

2. 隨著呼氣，鬆腹鬆肛，腳趾抓地；同時，兩腿逐漸下蹲，兩膝相靠，兩手勞宮穴抵棒，棒身仍垂直地面，運行至身體右前方，左手高與肩平；眼看左手。

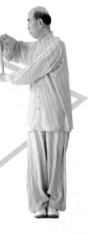

3. 隨著吸氣，提肛調襠，腳趾上蹺；同時，身體繼續右轉，兩腿逐漸伸直；左臂外旋，右臂內旋，兩手勞宮穴分別抵住太極棒之棒珠兩端緩慢揉滾變右手在上，左手在下，仍使太極棒垂直地面，右手高與肩平；眼看右手。

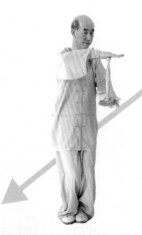

4. 隨著呼氣，兩腿逐漸下蹲，腳趾抓地；同時，兩膝相靠，兩手持棒垂直運行至身體左前方，右手高與肩平；眼看右手。

5、6、7、8同1、2、3、4。

小知識	暑月不可全薄，寒時不可極溫。
	—— 《保生要錄》

44

第二個 8 拍的第 8 拍，隨著呼氣，兩腿半蹲，身體左轉至正前方時，兩手握住棒珠，高與肩平，棒身平行地面；眼看棒身。

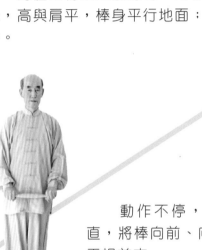

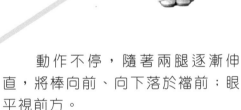

動作不停，隨著兩腿逐漸伸直，將棒向前、向下落於襠前；眼平視前方。

練功次數：共做兩個 8 拍。

套路圖解

要點提示：

1. 轉體時，身體宜中正，速度宜適中；兩手持棒揉滾時，勞宮穴要有氣感。

2. 動作與細勻深長的腹式呼吸相配合。

3. 意守命門。

乾坤交泰 主要作用	
	1. 調益腎氣、防治虛損。
	2. 健脾和胃、導滯通便。
	3. 舒心平血、通利三焦。
	4. 陰陽相通、乾坤交泰。

養生太極棒

第八式　懷抱太極

　　1. 隨著吸氣，提肛調襠；重心右移，右腿彎屈，左腳向左開步，稍寬於肩，隨之重心移到兩腳之間，兩腿伸直，腳尖朝前；同時，左手鬆開隨左臂內旋向左擺至與肩平，手心朝後；右手持棒隨右臂內旋向右擺至肩平，手心朝後；眼看左手。

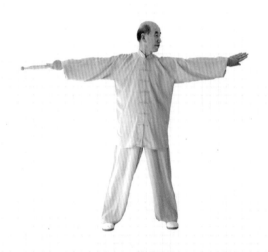

套路圖解

懷抱太極 名稱內涵

　　「太極」，是中國哲學術語。「太」，至高至大；「極」，無邊際的「大」。《易‧繫辭上》：「易有太極，是生兩儀，兩儀生四象，四象生八卦。」可以看出，太極是一種陰陽未分原始的混沌狀態，是派生萬物的本源。也就是說，物質世界的一切生成變化都以太極為源頭。這就是「易有太極」。

　　「是生兩儀」一是指「太極」分化生出「天」和「地」，「天」和「地」就是兩儀；二是指天地有陰陽，天為陽，地為陰，陰和陽也就是兩儀。

　　養生太極棒中的「懷抱太極」，是指左、右手交替持棒分別相抱成太極圖中陰陽魚，以促使人體元氣的生成。

養生太極棒

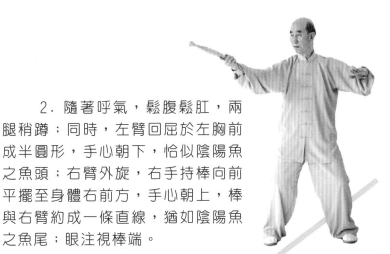

2．隨著呼氣，鬆腹鬆肛，兩腿稍蹲；同時，左臂回屈於左胸前成半圓形，手心朝下，恰似陰陽魚之魚頭；右臂外旋，右手持棒向前平擺至身體右前方，手心朝上，棒與右臂約成一條直線，猶如陰陽魚之魚尾；眼注視棒端。

套路圖解

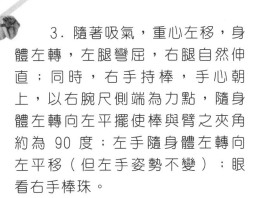

3．隨著吸氣，重心左移，身體左轉，左腿彎屈，右腿自然伸直；同時，右手持棒，手心朝上，以右腕尺側端為力點，隨身體左轉向左平擺使棒與臂之夾角約為 90 度；左手隨身體左轉向左平移（但左手姿勢不變）；眼看右手棒珠。

懷抱太極 主要作用	1．陽氣下降，陰氣上升，陰陽和暢，生機旺盛。 2．扶正培本，調補先天和後天。

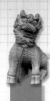

養生太極棒

套路圖解

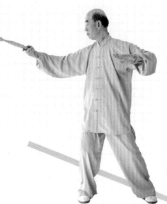

4．隨著呼氣，重心右移，身體右轉，右腿彎屈，左腿自然伸直；同時，右手持棒，手心朝上，以右腕橈側端為力點，隨身體右轉向右平擺至身體右側，棒與臂約成一條直線；左手隨身體右轉向右平移（但左手姿勢不變）；眼看右手棒珠。

5、7同3；4、6同2。

8．隨著呼氣，身體右轉，重心移至右腳，右腿半蹲，左腿自然伸直；同時，右手手心朝上持棒回屈於胸前，左手接棒；眼之餘光看棒身。

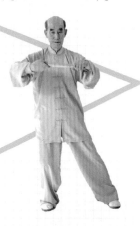

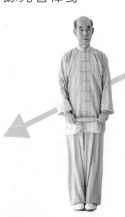

繼而，左腳向右腳併攏，兩腿由屈逐漸伸直將棒前伸下落於襠前；眼平視前方。

第二個8拍同第一個8拍，唯右腳向右開步，左手持棒做動作。

小知識　養生經，德為先。無貪欲，心胸寬。
廣交友，和鄰里。煩惱事，拋雲端。
　　　　　　　　　　　　　——《養生經》

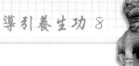

導引養生功 8

養生太極棒

練功次數：共做兩個8拍。

要點提示：

1．右手在前，左手在後抱成陰陽魚時，意守丹田；左手在前，右手在後抱成陰陽魚時，意守命門。

2．淨化大腦，排除雜念。

3．身體中正安舒，鬆腰斂臀。

結束動作：

1．左手鬆開，蓋於丹田；右手持棒屈臂上舉，棒之頂端約與鼻尖齊平，棒身垂直地面，棒離面部約 30 公分；呈施禮狀；眼看棒珠。

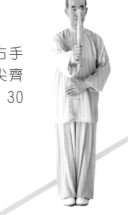

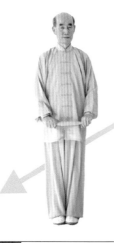

套路圖解

2．右手握棒珠下沈，左手握棒珠另一端，將太極棒置於襠前；眼平視前方。

何謂中醫所說的「七傷」？

小知識

《諸病源候論・虛勞諸候》曰：「大飽傷脾；大怒氣逆傷肝；強力舉重，久坐濕地傷腎；形寒寒飲傷肺；憂愁思慮傷心；風雨寒暑傷形；大恐懼不節傷志。」

養生太極棒

養生太極棒（第二套）

預備式：

　　1. 兩腳併步站立，周身放鬆，右手握棒珠，棒身垂直地面；眼平視前方。

　　2. 兩腳併步站立，周身放鬆，右手持棒蹺腕上移，左手握住另一端的棒珠置於襠前，棒身平行地面；眼平視前方。

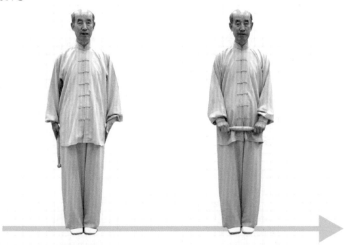

默念練功口訣：

　　夜闌人靜萬慮拋，意守丹田封七竅。
　　呼吸徐緩搭鵲橋，身輕如燕飄雲霄。

小知識　　《景岳全書》云：「氣虛者，宜補其上；人參、黃芪之屬是也。精虛者，宜補其下；熟地、枸杞之屬是也。」

要點提示：

　　默念開始時，將左手勞宮穴疊於關元穴，右手持棒屈臂上舉，棒之頂端約與鼻尖齊平，棒身垂直地面，棒離面部約 30 公分；兩眼輕閉。

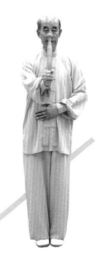

套路圖解

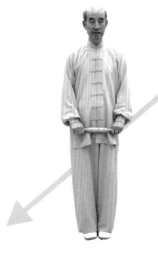

　　當練功口訣默念完時，右手持棒下沈，左手輕貼棒身上滑握住棒珠將棒橫於襠前；眼平視前方。

養生太極棒

套路圖解

第一式　輕舟蕩漾

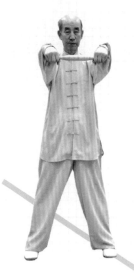

　　1. 隨著吸氣，提肛調襠；重心右移，右腿稍屈，左腳向左開步，稍寬於肩，腳尖朝前，隨之重心移到兩腳之間，兩腿伸直；同時，兩手持棒以手腕頂端領先擺至與肩平，兩臂自然伸直；眼看棒身。

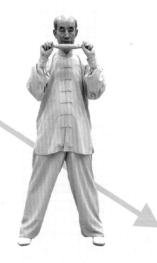

　　不停，兩肘下沈，兩手持棒回帶至肩前，坐腕使棒身平行於地面；眼看棒身。

輕舟蕩漾 名稱內涵	輕舟：輕便的船。 　　蕩漾：水微動貌。李白《惜餘春賦》：「水蕩漾兮碧色」。形容起伏不定，飄飄蕩蕩。 　　養生太極棒中的「輕舟蕩漾」，是指習練者欲駕舟遠航之前，在平靜的水面上飄然起伏的樣子。

2．隨著呼氣，鬆腹鬆肛；兩腿下蹲；同時，兩手食指至小指鬆開，以虎口托住棒頸稍下沉弧形前推至與肩平，掌指朝上；眼看棒身。

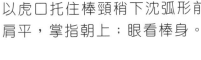
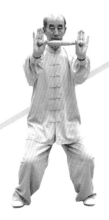

3．隨著吸氣，提肛調襠；兩腿自然伸直；同時，兩手握住棒珠向下、向裏收於襠前；眼平視前方。

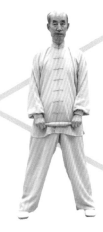

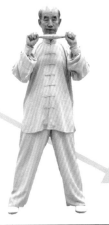

不停，兩腿伸直；兩手持棒珠屈腕（向手心方向）上提至胸前坐腕使棒身平行於地面；眼平視前方。

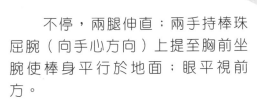

輕舟蕩漾 主要作用	1．有助於暢通手三陰和手三陽經，並對該六條經脈的原穴（如：肺經的太淵、心包經的大陵、心經的神門；大腸經的合谷、三焦經的陽池、小腸經的腕骨）產生良性刺激，故有助於補血養心、益氣安神、潤腸化結、消食導滯等。 2．意守丹田，有助於和胃健脾、壯中氣、補元氣。

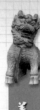

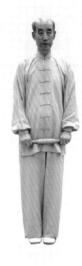

4．隨著呼氣，鬆腹鬆肛；重心移於右腳，左腳向右腳併攏，隨之兩腿由屈逐漸伸直；同時，兩手食指至小指鬆開，以虎口托住棒頸向前、向下弧形落於襠前，繼而兩手握住棒珠；眼平視前方。

5、6、7、8同1、2、3、4，唯右腳向右開步做動作。

套路圖解

練功次數：共做兩個8拍。

要點提示：

1．左腳開步與兩手持棒擺至與肩平宜同時；重心移到兩腳之間與兩手持棒回帶至肩前亦宜同時。

2．兩腿下蹲、兩掌持棒前推的過程中，拇指隨坐腕上翹使棒珠壓抵於勞宮穴附近。

3．兩腿逐漸伸直、兩手持棒向前、向下回收襠前時宜放鬆，兩手上提屈腕的幅度宜逐漸加大。

4．左腳向右腳併攏；同時兩手持棒向前下落時宜放鬆自然。

5．安心寧神、意守丹田。

小知識　酒多血氣皆亂，味薄神魂自安，夜漱卻勝朝漱，暮餐不若晨餐。
　　　　　　　　　　　　　　　　　——《瑣碎錄》

第二式　三折其肱

1.隨著吸氣，提肛調襠；兩腿伸直；同時，兩手持棒上提（向手心方向）至胸前；眼平視前方。

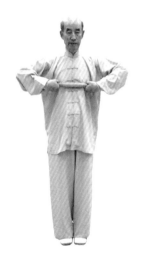

養生太極棒

套路圖解

三折其肱　名稱內涵

典出《左傳‧定公十三年》：「三折肱，知為良醫。」晉國時，有范氏和中行氏兩個集團的人，準備起兵攻打晉定公；當時有人指出戰事成敗之關鍵，要看民眾是否支援，假如不能取得民眾的信任和支援，便將失敗無疑。何況晉定公自己曾經伐軍失敗，落得流居異國的境地，可以說他是經歷過失敗的經驗者，正如一個經過三次折傷手臂的人；雖然醫療後獲得痊癒，但他已嘗透了折臂的滋味；在幾次三番的折臂和治療的經歷中，他已瞭解到折臂的原因和治療的經過與方法，換句話說，他已是個經驗老手了。（《中華典故》）

後人用「三折其肱」，比喻經過多次挫折的人，從艱苦中奮鬥而最終得到成功。

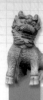

養生太極棒

套路圖解

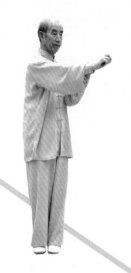

隨著呼氣，鬆腹鬆肛；身體左轉 45 度，左手持棒珠下移使左肘貼於身體左側，手心朝上；右手握棒珠稍向上、向前下壓，棒身平行地面，高與胸平，右臂伸直，右手翹腕，手心朝前下方，兩手持棒珠前後抻拉；眼看右手。

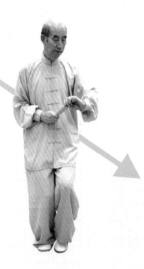

2．隨著吸氣，提肛調襠；身體右轉，右腿半蹲，左腳尖點地成左丁步；同時，右手握棒珠隨右臂外旋稍向上、向裏、向下貼於右腹前，手心朝上；左手持棒珠順勢向前挑起，繼而下壓，左棒珠稍高；眼平視左前方。

三折其躬　主要作用

　　1．中醫認為，「心肺有邪，其氣留於兩肘」，由於該勢兩肘隨兩臂反覆的折疊和兩手的左右搬擰，故對消除肘部的阻隔段有一定作用，從而取得強心益肺的效果。
　　2．由於丹田包括關元、氣海、神闕、天樞等穴位，這些穴位是經脈之要穴，故意守丹田可以強身健體。

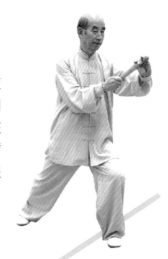

隨著呼氣，鬆腹鬆肛，左
腳上步由虛步變成弓步；同
時，兩手持棒前推，左手握住
棒頭，左臂自然伸直，右大臂
貼身，左手棒珠高與肩平；眼
看左棒珠。

套路圖解

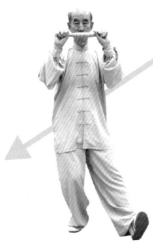

3. 隨著吸氣，提肛調襠；重
心後移，右腿彎屈，左腳尖蹺起，
身體轉正；同時，兩手持棒收於襠
前左手回握棒珠繼而上提（向手心
方向）至胸前坐腕使棒身平行於地
面；眼平視前方。

小知識　長壽佳句
　　莫道桑榆晚，為霞尚滿天。
　　　　　　　── 劉禹錫《酬樂天》

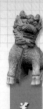

養生太極棒

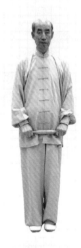

4．隨著呼氣，鬆腹鬆肛；左腳向右腳併攏，兩腿由屈逐漸伸直；同時，兩手食指至小指鬆開，以虎口托住棒頸向前、向下弧形落於襠前，繼而兩手握住棒珠；眼平視前方。

5、6、7、8同1、2、3、4，唯左右交換做動作。

練習次數：共做兩個8拍。

要點提示：

1．第一拍，兩手上提至胸前時吸氣；身體左轉，兩手持棒下壓時呼氣。呼氣與吸氣既要自然流暢，又要與動作緊密結合。兩手持棒前後抻拉時，稍用力有氣感。

2．第二拍，也要做到一吸一呼與動作相配合，兩手持棒前推時，要起於根（腳）、順於中（腰）、達於梢（棒珠頂端）。

3．兩手持棒屈腕（向手心方向）上提，幅度宜逐漸加大。

4．左腳向右腳併攏，兩手持棒向前下落時宜放鬆自然。

5．安心寧神、意守丹田。

小知識

杜甫有詩云：「落日心猶壯，秋風病欲蘇，古來存老馬，不必取長途。」這首詩告訴我們，人老了雖然不宜做那些繁重緊張的工作，但也應該根據自己的情況做些事情。

第三式　南鵨北鷹

1. 隨著吸氣，提肛調襠；兩腿伸直；同時，兩手持棒貼身屈腕（向手心方向）上提至胸前，坐腕使手心朝前；眼平視前方。

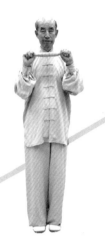

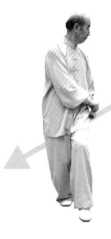

隨著呼氣，鬆腹鬆肛；右腿半蹲，左腳向前上步，腳尖點地成左虛步；同時，兩手持棒隨身體左轉順勢貼身向左、向後戳擊，兩臂微屈，右臂貼身，左手握住棒頸，棒身高與胯齊，棒身平行地面；眼看左後方。

南鵨北鷹 名稱內涵	典出《晉書·崔洪傳》。崔洪，晉代博陵安平人。青年時代他就以清正、嚴厲而出名，誰有什麼過錯，他就當面指責，從不在背後談論什麼。 　晉武帝（司馬炎）時，崔洪任御史。有一次，他一個奏摺上去，就使散騎常侍崔嬰被免了官。崔洪的這種清正嚴厲，朝廷裏的人非常懼怕。人們給他編歌謠說：「從生棘刺，來自博陵，在南為鵨，在北為鷹」。 　「南鵨北鷹」，就是從這個故事來的。鵨：一種兇猛的鳥，樣子像鷹。鵨和鷹都是猛禽，人們用「南鵨北鷹」比喻嚴峻的人，也可以用來比喻清廉剛正，不徇私情的人。

養生太極棒

套路圖解

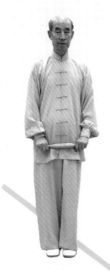

不停，隨著呼氣，身體轉正，左腳向右腳併攏，兩腿伸直；同時，兩手持棒收於襠前；眼平視前方。

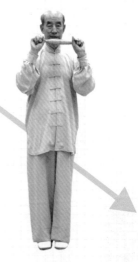

2．隨著吸氣，提肛調襠；兩腿伸直；同時，兩手持棒貼身屈腕（向手心方向）上提至胸前，坐腕使手心朝前；眼平視前方。

南鷂北鷹	主要作用	1．由於督脈循行於腰部正中央，貫脊屬腎，背部又是膀胱經經過的地方，膀胱與腎相表裏，故有助於滋陰補腎、通調膀胱。 2．兩臂的左右持棒戳擊，是暢通手三陰、三陽經的有效方法；兩腳成虛步，腳尖點地有助啟動脾胃經脈，故可以和胃健脾，幫助消化吸收。

養
生
太
極
棒

隨著呼氣，鬆腹鬆肛；左腿半蹲，右腳向前上步，腳尖點地成右虛步；同時，兩手持棒隨身體右轉順勢貼身向右、向後戳擊，兩臂微屈，左臂貼身，右手握住棒頸，棒身高與胯齊，棒身平行地面；眼看右後方。

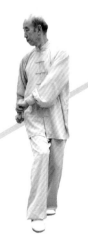

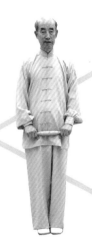

不停，隨著呼氣，身體轉正，右腳向左腳併攏，兩腿伸直；同時，兩手持棒收於襠前；眼平視前方。

3．隨著吸氣，提肛調襠；兩腿伸直不動；同時，兩手持棒隨身體後仰貼身屈腕（向手心方向）上提至胸前；眼看前上方。

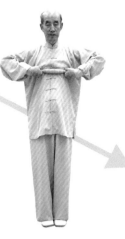

小知識　　一個人只有保持豁達樂觀，遇事泰然，方能驅邪安神。正如《一覽延齡》云：「常欲寬泰，自居恬淡，自守則形神安靜，災病不生矣。」

養生太極棒

套路圖解

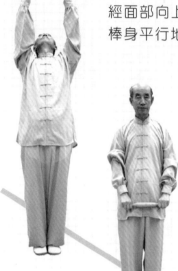

不停，身體繼續後仰，兩手翻腕經面部向上、向後推出，兩臂伸直，棒身平行地面；眼看棒身。

4．隨著呼氣，鬆腹鬆肛；兩手食指至小指鬆開，虎口托住棒頸隨身體豎直，兩手持棒向前、向下落於襠前，繼而兩手握住棒珠；眼平視前方。

5、6、7、8同1、2、3、4，唯左右腳、左右手交換做動作。

練習次數：共做兩個8拍。

要點提示：

1．第一拍，兩手上提至胸前時吸氣，身體左轉，兩手持棒後戳時呼氣。後戳時，速度稍快，力達棒珠，並稍停頓。

2．第二拍要點同第一拍。

3．第三拍，仰體、仰面的幅度要因人而異。

4．第四拍，動作舒鬆，氣沈丹田。

5．安心寧神、意守命門。

小知識	老年運動三字經 常運動、勤思考、既強身、又健腦， 養生功、不可少、堅持久、防衰老。

第四式　揚帆遠航

1. 隨著吸氣，提肛調襠；兩腿伸直不動；同時，兩手持棒向前、向上舉至頭的前上方時屈臂將棒身置於腦後風府穴（風府：屬督脈穴，位於後髮際上1寸）；眼平視前方。

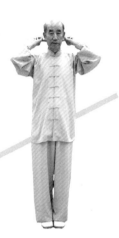

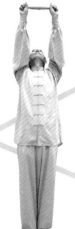

不停，兩手持棒上舉，兩臂伸直仰頭；眼看棒身。

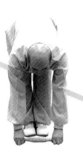

2. 隨著呼氣，鬆腹鬆肛，兩腿伸直；同時，兩手持棒，兩臂伸直隨身體前躬，兩手觸地；稍抬頭。

揚帆遠航	名稱內涵	李白《行路難》詩云：「長風破浪會有時，直掛雲帆濟滄海」。 該套路中的「揚帆遠航」，其意是指習練者駕駛著舟船，微風吹拂著桅杆布蓬破浪前進。比喻如得天助，事業順利成功。

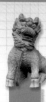

養生太極棒

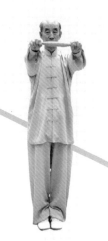

3．隨著吸氣，提肛調襠；身體直起；同時，兩臂伸直，兩手持棒向上擺至與肩平；眼看棒身。

隨著呼氣，鬆腹鬆肛，左腳向左開步（約當於本人之三腳長）下蹲成馬步；同時，右手向下、向左搬擰使棒身垂直地面；眼看太極棒。

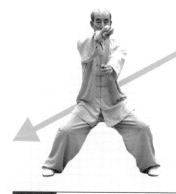

不停，馬步不動，左手向左、向下搬擰使棒身垂直地面；眼看太極棒。

揚帆遠航　主要作用

1．兩手持棒沿腦後摩運，有助於暢通「玉枕」之關，起到暢通督脈的作用。

2．上體前躬由於對命門和腎俞有良性刺激，故可加強腎間動氣，起到固腎壯腰的作用。

3．兩手的握棒搬擰，由於對手三陰、手三陽經有一定暢通作用，故有助於強心益肺、清熱潤暢、順氣導滯。

養生太極棒

4．隨著吸氣，提肛調襠；重心移於右腳，左腿伸直；同時，右手下搬使棒身平行地面，高與肩平，兩臂自然伸直；眼看棒身。

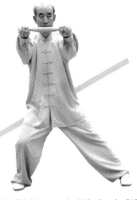

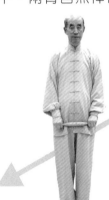

隨著呼氣，鬆腹鬆肛；左腳向右腳併攏，兩腿由屈逐漸伸直；同時，兩手鬆握棒珠下落於襠前；眼平視前方。

5、6、7、8同1、2、3、4，唯左右腳、左右手交換做動作。

套路圖解

練習次數：共做兩個8拍。

要點提示：

1．第一拍，兩手持棒落於腦後時，棒身宜輕貼後腦並將頭部稍向後用力壓迫風府穴後，再上舉。

2．第二拍，兩腿伸直，上體前躬時，因人而異，高血壓患者定要將頭抬起。

3．第三拍，下蹲成馬步時，兩手左右搬擰宜連貫進行。

4．第四拍，兩手持棒下落時，放鬆自然，氣沈丹田。

5．安心寧神、意守勞宮。

小知識

人身內三寶 —— 精、氣、神

《三元延壽參贊書》云：「精者神之本，氣者神之本，形者氣之宅，神大用則歇，精大用則竭，氣大用則絕。」

第五式　躬身疏膽

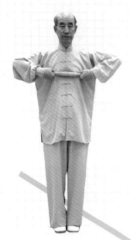

　　1. 隨著吸氣，提肛調襠；兩腿伸直；同時，兩手持棒屈腕（向手心方向）貼身上提至胸前；眼平視前方。

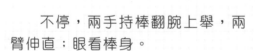

　　不停，兩手持棒翻腕上舉，兩臂伸直；眼看棒身。

躬身疏膽 名稱 內涵	「躬身疏膽」，是指習練者手持太極棒在身體側躬情況下，從京門（屬足少陽膽經，在側腹部，當十二肋骨下緣）向下，沿足少陽膽經脈滾推到丘墟（屬足少陽膽經脈穴，位於足外踝前下緣凹陷處），繼而，回收下壓於太衝穴上，以消除肝膽經阻隔段，暢通其氣血。從而有助於肝膽疾病的防治和提高其機能。

2．隨著呼氣，鬆腹鬆肛；身體左轉 90 度，兩手持棒屈腕（向手心方向）下移將棒身置於體側上部，繼而隨身體側躬兩手持棒坐腕沿足少陽膽經向下摩運至丘墟穴附近；兩腿伸直將頭抬起；眼看棒身。

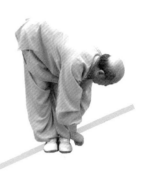

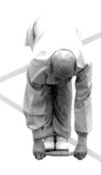

3．隨著吸氣，提肛調襠；身體向右轉正，兩手持棒觸地。

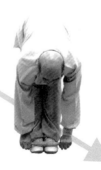

繼而，兩手回收將棒身移至太衝（太衝：屬足厥陰肝經之原穴，位於第一、二趾骨結合部之前凹陷處）。

| 主要作用 躬身疏膽 | 除了可以固腎壯腰、補益先天之外，由於該勢兩手持棒對膽經進行摩運和對太衝穴的按壓，從而有助於疏肝利膽。 |

養生太極棒

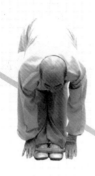

兩手食指至小指鬆開，以虎口鎖住棒頸下壓該穴；將頭抬起。

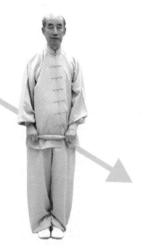

4. 隨著呼氣，鬆腹鬆肛；兩手握住棒珠，隨身體直起將太極棒貼腿上移至襠前；眼平視前方。

5、6、7、8同1、2、3、4，唯身體右轉做動作。

練習次數：共做兩個8拍。

要點提示：

1. 第一拍，身體儘量舒展，仰頭不仰體。

2. 第二拍，身體側躬的幅度要因人而異，摩運的力度宜適當加大。

3. 第三拍，身體轉正及兩手持棒移至腳面和兩手下壓太衝穴，既要連貫，又要清楚分明。

4. 第四拍，身體直起時，宜以頭帶身。

5. 安心寧神、意守命門。

小知識	補氣的食物有：大棗、荔枝、蓮子、花生、栗子、牛肉、羊肉、雞肉、鹿肉、海參、黃鱔、泥鰍等。

第六式　孔雀愛尾

1. 隨著吸氣，提肛調襠；兩腿伸直，身體右轉；同時，左手鬆開握拳（少商與商陽相接）收於左腰側，右手持棒隨右臂先內旋後外旋向後、向上托舉至身體右後上方，棒身平行地面；眼看太極棒。

不停，身體轉向左前方；同時，右手持棒繼續上舉，棒身平行地面；眼平視左前方。

孔雀愛尾 名稱內涵	典出《權子·顧惜》：「孔雀雄者毛尾金翠，殊非設色者彷彿也。性嫉妒，雖馴之，見童男女著錦綺，必趁啄之。山棲時，先擇處貯尾，然後置身。天雨尾濕，羅者且至，猶珍顧不復騫舉，卒為所擒。」 雄孔雀的長尾閃耀著金黃和青翠的顏色，美麗動人的紋彩，任何畫家也難以描繪，它生性嫉妒，即使馴養了很久，一旦看見衣著華美的男女兒童，也要追逐他們。孔雀在山野棲息時，總要先選擇擱置尾巴的地方，然後才安身。天陰下雨，打濕了它的尾巴，捕鳥人馬上就要到來，它還是珍惜地回顧自己美麗的長尾，不肯飛走，終於被捕鳥人捉住了。（《中華典故》） 後人用「孔雀愛尾」的典故教導人，真正美好的事物，美好的理想，是應當愛護的，甚至用生命來保護，也是應該的。

69

養生太極棒

套路圖解

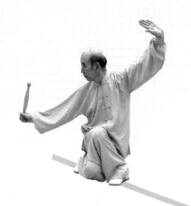

2. 隨著呼氣，鬆腹鬆肛；左腳向右腳右後方插步下蹲成盤根步；同時，右手持棒隨身體右轉向下、向後貼身掄擺至身體右後方坐腕將太極棒崩起，右臂自然伸直；左拳變掌順勢亮於頭之左前上方；眼看太極棒。

3. 隨著吸氣，提肛調襠；身體不動，左掌向左側伸，掌心朝上；右手將棒放平；眼看太極棒。

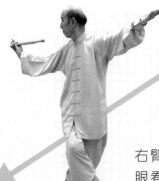

不停，身體稍起，右手持棒在右臂之上向前、向裏平雲 180 度；眼看太極棒。

孔雀愛尾	主要作用	由於該勢舒展大方並與盤腿旋踝有機地結合，故對全身十四經脈可產生疏通的效果，在一定程度上防治五臟六腑疾病，實現「通則不痛」的目的。

不停，左腳向左前方上步由虛步變成弓步；同時，右手持棒隨身體左轉再平雲180度擺至身體左前方，棒與臂成一直線，高與胸齊，左手順勢扶於右腕寸口處；眼看太極棒。

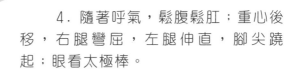

4.隨著呼氣，鬆腹鬆肛；重心後移，右腿彎屈，左腿伸直，腳尖蹺起；眼看太極棒。

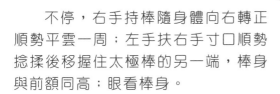

不停，右手持棒隨身體向右轉正順勢平雲一周；左手扶右手寸口順勢捻揉後移握住太極棒的另一端，棒身與前額同高；眼看棒身。

小知識　老驥伏櫪，志在千里，烈士墓年，壯心不已。
　　　　　　　　　　　　　　　—— 曹操《步出夏門行》

71

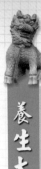

養生太極棒

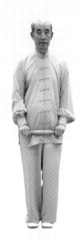

套路圖解

　　不停，左腳向右腳併攏，兩腿由屈逐漸伸直；同時，兩手食指至小指鬆開，以虎口托住棒頸向前、向下落於襠前，兩手握住棒珠；眼平視前方。

　　5、6、7、8同1、2、3、4，唯左右腳、左右手交換做動作。

練習次數：共做兩個8拍。

要點提示：

　　1．第一拍，百會上頂，腳趾抓地，身體充分舒展。

　　2．第二拍，盤根步宜穩健，後腳應以第四、五趾下部為力點，小腿平躺，兩腿緊靠。如年老體弱者做起來有困難可改成歇步。

　　3．第三拍，右手持棒平雲時，宜手腕放鬆、連貫進行並與下肢和左手協調配合。

　　4．雲棒時，亦應鬆握，並與下肢上下協調一致。

　　5．安心寧神、意守湧泉。

小知識	晨興未櫛盥，扶杖並簷立， 吾當一洗之，漱泉開玉笈。
	——《陸游詩》

第七式　鶴立雞群

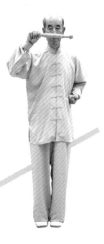

1. 隨著吸氣，提肛調襠；兩腿伸直；同時，左手鬆開握拳收於左腰側（少商與商陽相接）；右手持棒上提於面前，手心朝下；眼看棒端。

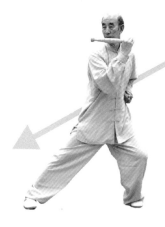

繼續吸氣，左腳向左開一大步並將重心移至左腳，左腿彎屈成右橫襠步；同時，右手持棒於面前平雲 180 度置於面前，高與下頦齊平，棒距下頦約 30 公分，棒身平行地面；眼看太極棒。

名稱內涵 鶴立雞群
典出《世說新語·容止》。說的是，晉朝時有一個叫稽紹的人，身材高大，氣宇軒昂。他在晉惠帝朝中當官。有一次，外族會合兵力，侵犯晉國，稽紹跟從惠帝去討伐，不幸打了敗仗。死的死、傷的傷、逃的逃；只有稽紹威武而恭敬地保衛著惠帝。他那雄偉英雄的樣子，就像仙鶴立在雞群裏一樣。 　　後來人們用「鶴立雞群」比喻一個人的身材儀表或才能超過一般人。

養生太極棒

套路圖解

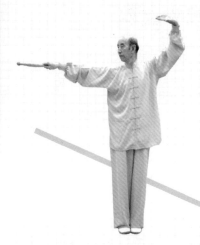

2．隨著呼氣，鬆腹鬆肛；重心移至右腳，左腳向右腳併攏，兩腿由屈逐漸伸直；同時，右手持棒在身體的帶動下平雲一周向右側平擊，手心朝下，棒與右臂成一直線，高與肩平；左拳變掌順勢亮於頭之左前上方；眼看太極棒。

3．隨著吸氣，提肛調襠；兩腿伸直，身體右轉；同時，右手持棒鬆腕後移，使太極棒與前臂夾角約成 90 度；眼看太極棒。

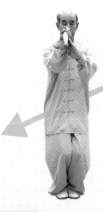

不停，兩腿下蹲，身體轉正；同時，右手持棒向下、向前貼身撩擊至身體前方，手腕朝上，右臂微屈，棒與前臂夾角約成 90 度，高與胸齊；左手順勢下沉後扶於右腕尺側；眼看太極棒。

鶴立雞群 主要作用	1．對手三陰和手三陽有良性刺激，故有助於強心益肺、潤腸化結、補血養心、益氣安神。 2．由於兩手交替旋腕雲棒，故對治療五十肩、網球肘、乒乓腕可產生一定效果。

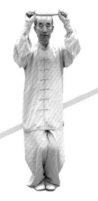

繼續吸氣，兩腿半蹲不動；同時，右手持棒平雲 270 度後，左手鬆開滑握至太極棒的另一端，棒與前額齊平；棒身平行地面；眼看太極棒。

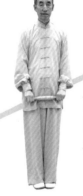

4．隨著呼氣，鬆腹鬆肛；兩腿伸直；同時，兩手食指至小指鬆開，以虎口托住棒頸向前、向下落於襠前後握住棒珠；眼平視前方。

5、6、7、8同1、2、3、4，唯左右腳、左右手交換做動作。

套路圖解

練習次數：共做兩個8拍。

要點提示：

1．第一拍，右手持棒雲棒時，宜鬆握，做到身械協調。

2．第二拍，雲棒時除身械協調外，當右棒平擊、左腳併步時，宜舒胸直背，兩腿充分伸直，體現出高大之形象。象徵著仙鶴之神靈。

3．兩腿下蹲、右手持棒向前撩擊時，宜胸部內含，鬆腰斂臀，體現出仙鶴欲食之象。

4．兩手持棒下落時，放鬆自然，氣沈丹田。

5．安心寧神、意守勞宮。

小知識	體欲常運，食欲常少。
	——《素問病機氣宜保命集》

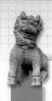

養生太極棒

第八式　安步當車

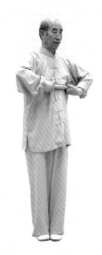

套路圖解

第一個8拍：

1．隨著吸氣，提肛調襠；兩腿伸直，身體左轉 45 度；同時，兩手持棒屈腕（向手心方向）上提至食竇（食竇：屬足太陰脾經穴，位於第五肋間，前正中線旁開6寸處）；眼平視左前方。

安步當車

名稱內涵

典出《戰國策·齊策四》。說的是，戰國時齊國有個著名人物叫顏斶。一天，齊宣王召見他說：「顏斶你過來。」顏斶卻說：「大王你過來。」

齊宣王聽了很不舒服，憤怒地質問顏斶說：「是國王高貴，還是賢士高貴呢？」顏斶從容地答道：「當然賢士高貴，這是有歷史為證的：從前秦國攻打齊國，曾經下過一道命令：『誰在賢士柳下惠的墓地上砍伐樹木，處以死刑。』又說：『能夠取得齊王首級的，封大官、賞千金。』從這點看來，貴為國王的頭還比不上一個賢士墓地的樹木呢？」

齊宣王被弄得啼笑皆非，無奈地說：「我給你一些金銀財寶，回家過你的富貴生活去吧。」

顏斶謝罷齊王接著說：「我是布衣粗食慣了的人，安步可以當車，晚食可以當肉，還是回家自食其力好啦。」

「安步以當車」，即以步行代替乘車，乃言其節儉。後人把「安步當車」引為成語，比喻不貪富貴，安貧樂道。

2．隨著呼氣，鬆腹鬆肛；重心下沈，左腳向左前方上步，腳跟著地；同時，兩手持棒坐腕向下滾推至大橫（大橫：屬足太陰脾經，臍旁開4寸）穴處；眼平視左前方。

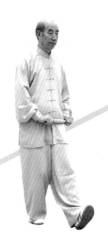

不停，重心前移，左腳踏實，兩腿伸直，右腳跟提起；同時，兩手持棒，食指至小指鬆開，以虎口托住棒頭向下、向前推至約與肩平，兩臂自然伸直；眼平視左前方。

3．隨著吸氣，提肛調襠；重心後移，右腳踏實，左腿伸直，腳尖蹺起成左虛步；同時，兩手握住棒珠向下、向裏劃弧貼於大腿根部；眼平視左前方。

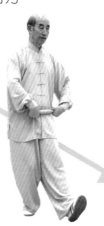

安步當車 主要作用	1．由於身體重心前後弧形移動，故有助於陽氣下降、陰氣上升、陰陽和暢、生機旺盛。 2．氣沈丹田，有助於扶正培本，補中氣、壯元氣。

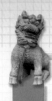

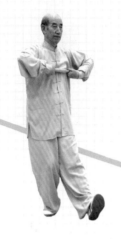

養生太極棒

套路圖解

不停，兩手持棒屈腕（向手心方向）上提至食竇；眼平視左前方。

4、6同2；5、7同3

8．隨著呼氣，鬆腹鬆肛；身體向右轉正；同時，左腳向右腳併攏，兩腿由屈逐漸伸直；同時，兩手持棒食指至小指鬆開，以虎口托住棒頸向前、向下落於襠前後握住太極棒；眼平視前方。

第二個8拍同第一個8拍，唯身體右轉、右腳上步做動作。

練習次數：共做兩個8拍。

要點提示：

1．第一拍，百會上頂，身體中正，兩手屈腕上提時，宜沈肩。

2．兩手前推時，宜重心下沈，弧形前進，彷彿推車一般。實際上是加強對兩足原穴的刺激，提高效果。

3．第三拍，重心後移宜收髖，防止身體前傾或後仰，保持身體中正安舒。

小知識	西瓜：止渴利小便、消煩解酒毒，並有助於降低血壓。

4、6同2；5、7同3。

8. 第8拍，兩手持棒向前下落時，放鬆自然，氣沈丹田。

9. 安心寧神、意守丹田。

結束動作：

1. 將太極棒交給右手，左手蓋於丹田，右手持棒屈臂上舉，棒之頂端約與鼻尖齊平，棒身垂直地面，棒離面部約 30公分；呈施禮狀；眼看棒珠。

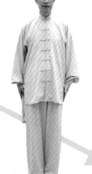

套路圖解

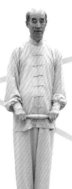

2. 右手握棒珠下沈，左手握住另一端將太極棒置於襠前；眼平視前方。

3. 右手持棒珠將太極棒垂於腿側；眼平視前方。

小知識	高血壓病的點穴療法 1. 取曲池、足三里、太陽；2. 合谷、太衝、風池，耳鳴加外關、翳風；心悸加內關；失眠加神門、三陰交。

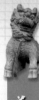

養生太極棒

附：思考題

1. 養生太極棒（第一、二套）各八個動作共引用了哪些穴位？

2. 它們位於哪條經脈上？

3. 兩套養生太極棒的旋轉對健身有何作用？

4. 五臟之間的關係如何？

5. 六腑之間的關係如何？

6. 什麼是臟腑之間的陰陽表裡？

7. 怎樣理解養生太極棒「意深」的特點？

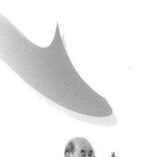

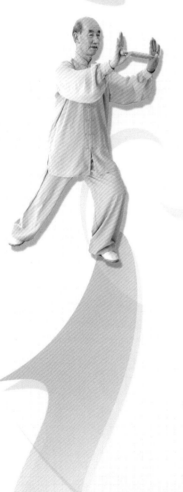

四　連續套路示範

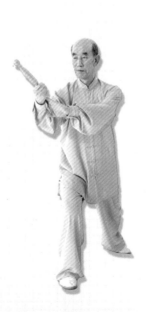

養生太極棒

連續示範

養生太極棒（第一套）

預備式

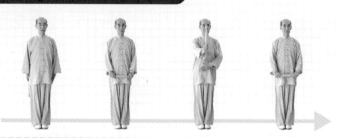

一　南山獻瑞

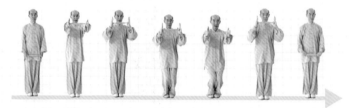

二　濟世舟航

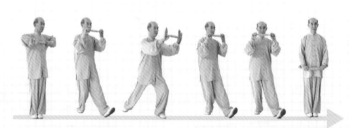

三　玉兔搗藥

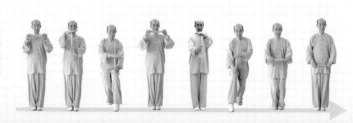

養生太極棒

連續示範

四
躍馬爭春

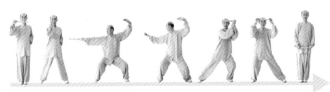

五
蘇海韓潮

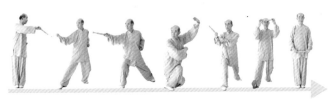

六
躬身下拜

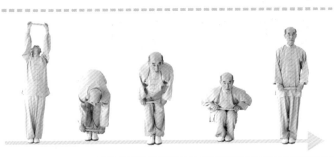

七
乾坤交泰

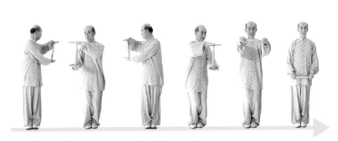

養
生
太
極
棒

連
續
示
範

八　懷抱太極

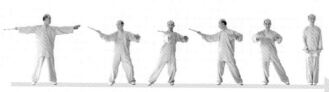

結束動作

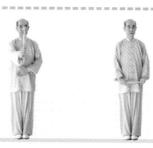

養生太極棒（第二套）

預備式

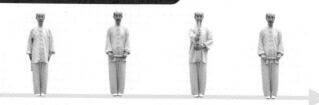

一　輕舟蕩漾

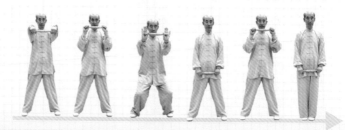

養生太極棒

二 三折其肱

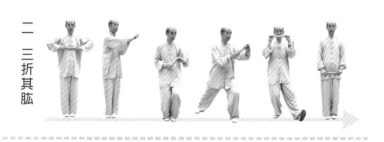

三 南鷂北鷹

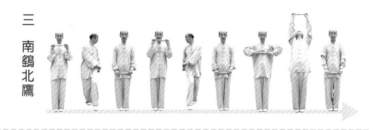

連續示範

四 揚帆遠航

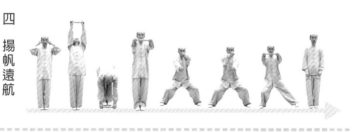

五 躬身疏膽

養生太極棒

連續示範

六　孔雀愛尾

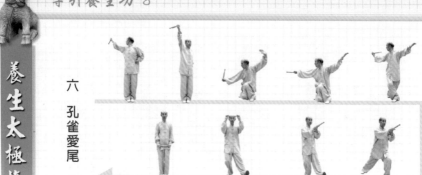

七　鶴立雞群

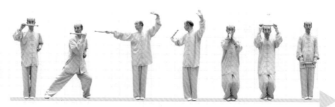

八　安步當車

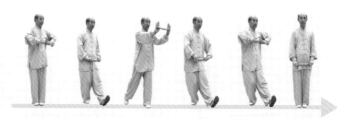

結束動作

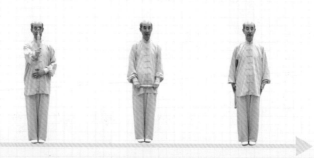

養生太極棒

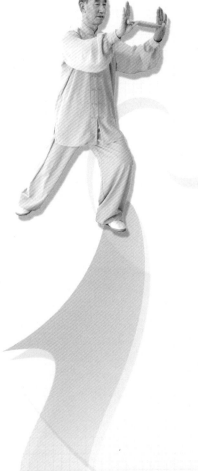

四　經絡圖

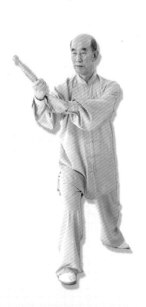

養生太極棒

經絡圖

手太陰肺經

雲門
中府
天府
俠白
尺澤
列缺
太淵
魚際
少商

手陽明大腸經

迎香
禾髎
扶突
天鼎
巨骨
肩髃
臂臑
肘髎
曲池
偏歷
合谷
商陽

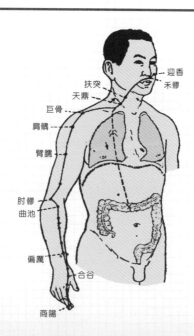

養生太極棒

經絡圖

足陽明胃經

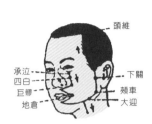

頭維

承泣
四白
巨髎
地倉

下關
頰車
大迎

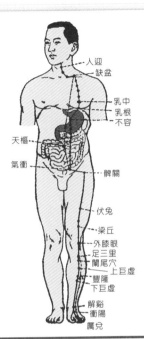

人迎
缺盆

乳中
乳根
不容

天樞

氣衝

髀關

伏兔

梁丘
外膝眼
足三里
闌尾穴　上巨虛
豐隆
下巨虛

解谿
衝陽
厲兌

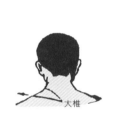

大椎

足太陰脾經

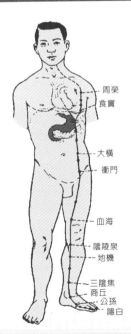

周榮
食竇

大橫
衝門

血海

陰陵泉
地機

三陰交
商丘
公孫
隱白

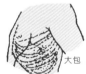

大包

養生太極棒

經絡圖

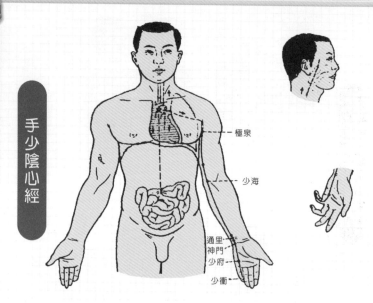

手少陰心經

極泉

少海

通里
神門
少府

少衝

手太陽小腸經

肩中俞
肩外俞
曲垣
天宗

臑俞
肩貞

聽宮
顴髎
天容
天窗

小海

支正

陽谷
後谿

養老

少澤

養生太極棒

足太陰膀胱經

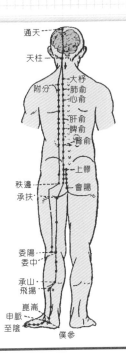

通天
天柱
附分
大杼
肺俞
心俞
肝俞
脾俞
腎俞
上髎
秩邊
承扶
會陽
委陽
委中
承山
飛揚
崑崙
申脈
至陰
僕參

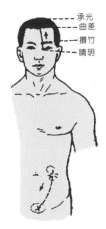

承光
曲差
攢竹
睛明

經絡圖

足少陰腎經

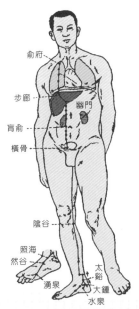

俞府
步廊
幽門
肓俞
橫骨
陰谷
照海
然谷
湧泉
太谿
大鍾
水泉

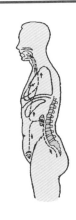

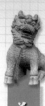

養生太極棒

經絡圖

手厥陰心包經

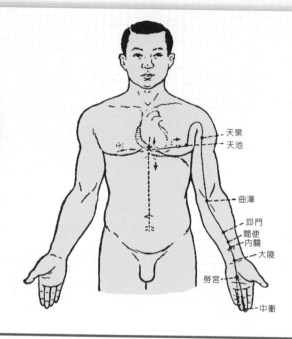

天泉
天池
曲澤
郄門
間使
內關
大陵
勞宮
中衝

手少陰三焦經

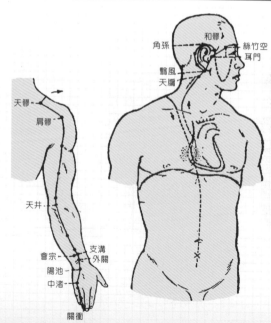

角孫
和髎
絲竹空
耳門
翳風
天牖
天髎
肩髎
天井
會宗
支溝
外關
陽池
中渚
關衝

養生太極棒

足少陽膽經

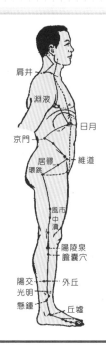

肩井
淵液
京門
日月
居髎
環跳
維道
風市
中瀆
陽陵泉
膽囊穴
陽交
光明
懸鍾
外丘
丘墟

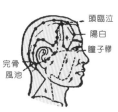

頭臨泣
陽白
瞳子髎
完骨
風池

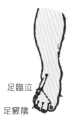

足臨泣
足竅陰

足厥陰肝經

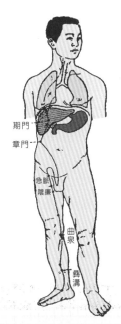

期門
章門
急脈
陰廉
曲泉
蠡溝

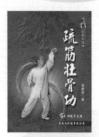
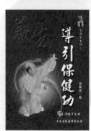
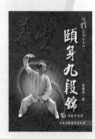
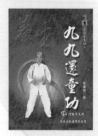

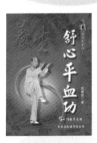

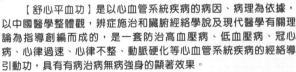

【舒心平血功】是以心血管系統疾病的病因、病理為依據，以中國醫學整體觀，辨症施治和臟腑經絡學說及現代醫學有關理論為指導創編而成的，是一套防治高血壓病、低血壓病、冠心病、心律過速、心律不整、動脈硬化等心血管系統疾病的經絡導引動功，具有有病治病無病強身的顯著效果。

其主要特點是：意形結合、重點在意、動息結合、著重於息、循經取動、強調臂旋、循經取穴、以指帶針、鬆緊結合、鬆觀、鬆貫使末、運動周身、緩寓其中等。

該功法已被選入中國全國普通高校、中醫藥院校及《全民健身計畫實施綱要》的教材中。

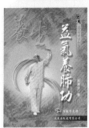

【益氣養肺功】是提高肺功能和防治傷風感冒、急慢性氣管炎、肺氣腫等呼吸系統疾病的經絡導引動功。多年來的臨床觀察和社會實踐證明具有良好的效果。其主要的特點是：意守商陽、綿綿若存、腹式長息、輕吸重呼，循經作勢、旋臂轉頸、循經取穴、以指代針，指趾並重、腰背兼修。

該功法結構嚴謹、連貫圓活，動作簡單、新穎大方，受到廣大群眾，尤其是中老年朋友和慢性病患者的歡迎和喜愛。

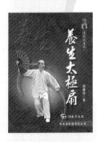

【養生太極扇】脫胎於養生太極劍，取武術、太極及古導引之長。融詩歌、書畫、戲劇、音樂為一體，以中醫的經絡學說、氣血理論為指導創編而成。在套路編排上疏密得當、錯落有致、清而不染、化俗為雅。在動作組合上，於樸實中現規整，虛實中藏愜當。

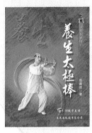

【養生太極棒】是以「易、醫、功、藝、美、樂」六位一體為文化源頭，以中醫的陰陽五行、氣血理論、臟腑經絡為指導創編而成。其動作生動形象、簡明新穎，在外動上現寧靜，在內養中重節和，是男女老少、慢性病患者康體增壽的自我鍛鍊的好形式。

歡迎至本公司購買書籍

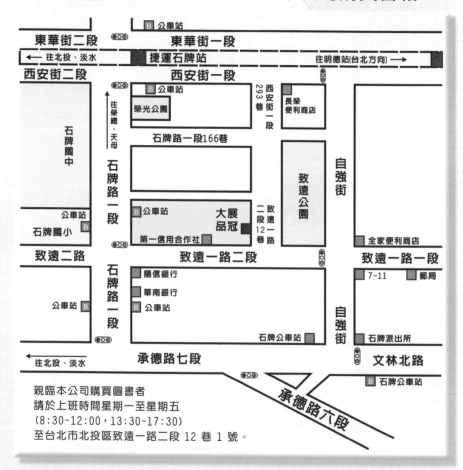

親臨本公司購買圖書者
請於上班時間星期一至星期五
(8:30~12:00,13:30~17:30)
至台北市北投區致遠一路二段 12 巷 1 號。

建議路線

1.搭乘捷運

　　淡水線石牌站下車,由出口出來後,左轉(石牌捷運站僅一個出口),沿著捷運高架往台北方向走
(往明德站方向),其街名為西安街,至西安街一段293巷進來(巷口有一公車站牌,站名為自強街口),
本公司位於致遠公園對面。

2.自行開車或騎車

　　由承德路接石牌路,看到陽信銀行右轉,此條即為致遠一路二段,在遇到自強街(紅綠燈)前的巷
子左轉,即可看到本公司招牌。

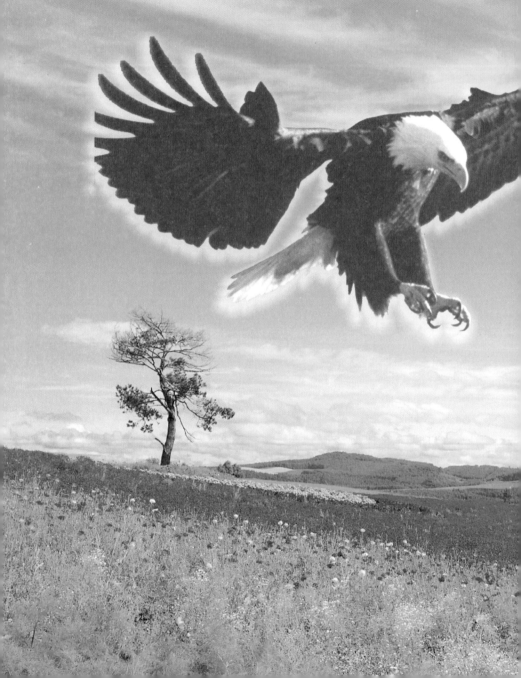